禽流感
QINLIUGAN
防治百问百答
FANGZHI BAIWEN BAIDA
（修订版）

主　编　金宁一　秦速励

副主编　鲁会军　李　昌　李　霄

编　者　（以姓氏笔画为序）

　　　　田明尧　李　昌　李　霄

　　　　李云波　金宁一　金扩世

　　　　秦速励　贾雷立　鲁会军

　　　　霍仲厚

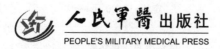

人民军医出版社

PEOPLE'S MILITARY MEDICAL PRESS

北　京

图书在版编目(CIP)数据

禽流感防治百问百答/金宁一,秦速励主编 . —修订版 . —北京:人民军医出版社,2013.5
ISBN 978-7-5091-6621-5

Ⅰ.①禽… Ⅱ.①金…②秦… Ⅲ.①禽病－流行性感冒－人畜共患病－防治－问题解答 Ⅳ.①R511.7-44

中国版本图书馆 CIP 数据核字(2013)第 085866 号

策划编辑:黄春霞 姚 磊 文字编辑:王三荣 责任审读:余满松
出版发行:人民军医出版社 经销:新华书店
通信地址:北京市 100036 信箱 188 分箱 邮编:100036
质量反馈电话:(010)51927290;(010)51927283
邮购电话:(010)51927252
策划编辑电话:(010)51927286
网址:www.pmmp.com.cn

印、装:三河市春园印刷有限公司
开本:787mm×1092mm 1/32
印张:3.25 字数:73 千字
版、印次:2013 年 5 月第 2 版第 1 次印刷
印数:0001－2300
定价:12.00 元

内容提要

SUMMARY

　　本书由军内著名动物病毒学专家编写,以百问百答的形式介绍了禽流感发生的原因、传播途径、临床症状、防治措施以及禽流感病毒对人体的危害,内容丰富,通俗易懂,对当前防治禽流感具有重要参考价值,适合广大官兵、家禽养殖专业人员阅读,也可以作为大众认识、预防禽流感的学习读本。还可作为防疫人员、医务人员防治禽流感的培训教材。

前 言
FOREWORD

　　禽流感究竟是什么？禽流感临床症状有哪些？禽流感的主要传播途径是什么？为何迅速蔓延？人与人之间会传播禽流感病毒吗？吃鸡鸭鹅肉会传染吗？能快速找到有效药物吗？等等，为了贯彻党中央、国务院关于依靠科学阻击禽流感的号召，也为了在广大官兵和读者中普及有关防治知识，人民军医出版社组织军内著名防禽流感专家回答了广大读者最困惑、最关心的 100 个问题，内容丰富，通俗易懂，对当前防治禽流感具有重要参考价值，适合广大官兵、家禽养殖专业人员阅读，也可以作为大众认识、预防禽流感的学习读本，以及防疫人员、医务人员防治禽流感的培训教材。

　　愿这本《禽流感防治百问百答》能成为广大官兵和人民群众阻击禽流感斗争中的一件利器。

主　编

2013 年 4 月 10 日

目 录
→ → → → → CONTENTS

1. 什么叫禽流感？ …………………………… (1)

2. 禽流感如何命名？ …………………………… (1)

3. 禽流感病毒的基因组特性是什么？ ………… (2)

4. 禽流感会发生抗原漂移吗？ ………………… (2)

5. 禽流感的危害有多大？ ……………………… (2)

6. 禽流感病毒型和亚型是如何表示的？ ……… (3)

7. 禽流感病毒的抵抗力如何？ ………………… (4)

8. 哪些常规消毒药能杀灭禽流感病毒？ ……… (4)

9. 禽流感的传染源是什么？ …………………… (5)

10. 哪些动物易感禽流感？ …………………… (6)

11. 人能否感染禽流感？ ……………………… (6)

12. 禽流感传播途径是什么？ ………………… (7)

13. 禽流感主要的临床症状及病理变化是什么？ …… (7)

14. 如何判断鸡是否发生了禽流感？ ………… (9)

15. 养禽场如何预防禽流感？ ………………… (13)

16. 在防止新型流感蔓延方面，现在有哪些可行的

监测措施? ·· (14)

17. 发生高致病性禽流感后如何消毒? ·········· (14)

18. 禽流感的潜伏期是多久? 有什么意义? ········ (15)

19. 什么动物能排出禽流感病毒? ·············· (15)

20. 市民预防禽流感应该采取什么措施? ·········· (16)

21. 高致病性禽流感属 A 类传染病, A 类病毒性动物
传染病有哪些? ······························ (16)

22. 能否控制住禽流感? ························ (16)

23. 历史上大规模发生禽流感的情况如何? ········ (17)

24. 历史上禽流感病毒感染人的情况如何? ········ (18)

25. 禽流感可怕吗? ···························· (19)

26. 哪些人群容易发生禽流感? ················ (19)

27. 目前我国主要抗流感药物一览表 ············ (19)

28. 如何确认禽流感疫情? ···················· (20)

29. 人患禽流感主要症状是什么? ·············· (21)

30. 人患禽流感与人流感在临床症状上有没有区别?
·· (21)

31. 人流感能否传染给鸡、鸭? ················ (22)

32. 人流感能否传染给猪? ···················· (22)

33. 为什么鸡、鸭、鹅、猪等不能混养? ········ (22)

34. 猪能否传播禽流感? ······················ (23)

35. 吃鸡、鸭、鹅肉,人能否感染禽流感? ········ (23)

36. 买鸡回家人能否感染禽流感？ ……………………（24）

37. 养鸡、鸭、鹅或鸟，人是否更容易感染禽流感？
………………………………………………（24）

38. 在禽流感暴发期间孕妇是否就不要吃鸡、鸭、
鹅肉？ ……………………………………………（24）

39. 穿羽绒服、盖鸭绒被，人能否感染禽流感？ ……（25）

40. 禽流感是否可以预防？ …………………………（25）

41. 人吃鸡蛋，能否感染禽流感？ …………………（26）

42. 哪些药物对治疗禽流感有效？ …………………（26）

43. 人预防禽流感感染，胸腺肽有用吗？ 儿童可以
使用吗？ …………………………………………（28）

44. 免疫球蛋白是否可以预防人感染禽流感？ ……（28）

45. 服用维生素可以预防人感染禽流感吗？ ………（29）

46. 食用补养品有助于预防人感染禽流感吗？ ……（29）

47. 禽流感患者的康复标准和预后如何？ …………（29）

48. 预防人感染禽流感的关键措施是什么？ ………（30）

49. 人接触了禽流感病鸡怎么办？ …………………（31）

50. 预防人感染禽流感，是否要少吃鸡、鸭、鹅肉？ …（31）

51. 预防人感染禽流感，儿童是否就应尽量少去
动物园？ …………………………………………（31）

52. 疑似禽流感患者如何求医？ ……………………（31）

53. 面对禽流感，我们应持一种什么样的心理状态？

‥‥‥‥‥‥‥‥‥‥‥‥‥‥‥‥‥‥‥‥‥‥‥（32）

54. 在疫区应该如何做好个人卫生和家庭卫生？ ‥（32）

55. 如何对衣服和被褥进行消毒？ ‥‥‥‥‥‥‥‥‥（33）

56. 如何快速增强免疫力？ ‥‥‥‥‥‥‥‥‥‥‥‥（33）

57. 出差在外，应如何预防禽流感？ ‥‥‥‥‥‥‥‥（33）

58. 餐馆就餐，应如何预防禽流感？ ‥‥‥‥‥‥‥‥（34）

59. 空气中有病毒，开窗通风时病毒会不会进入房间，
    会不会因此感染禽流感？ ‥‥‥‥‥‥‥‥‥‥（34）

60. 来自疫区的人员是否会将禽流感病毒带来？ ‥（34）

61. 周围出现了禽流感患者，我们该怎么办？ ‥‥‥（35）

62. 蚊、蝇、鼠能否传播禽流感？ ‥‥‥‥‥‥‥‥‥（35）

63. 麻雀能否传播禽流感？ ‥‥‥‥‥‥‥‥‥‥‥‥（35）

64. 自来水里有禽流感病毒吗？ ‥‥‥‥‥‥‥‥‥‥（35）

65. 如果水库、河流中饲养鸭、鹅，是否能传播禽流感？
    ‥‥‥‥‥‥‥‥‥‥‥‥‥‥‥‥‥‥‥‥‥‥‥（35）

66. 家庭可使用紫外线消毒灯吗？这种灯会对眼睛
    造成伤害吗？ ‥‥‥‥‥‥‥‥‥‥‥‥‥‥‥‥（36）

67. 作为一名兽医工作者，面对禽流感，能做些什么？
    ‥‥‥‥‥‥‥‥‥‥‥‥‥‥‥‥‥‥‥‥‥‥‥（36）

68. 为什么科学家关注禽流感？ ‥‥‥‥‥‥‥‥‥‥（36）

69. 人通过何种途径感染禽流感？ ‥‥‥‥‥‥‥‥‥（37）

70. 感染禽流感的人可能传染给其他人吗？ ‥‥‥‥（37）

71. 针对禽流感,养禽人员应该怎么防护? …………（38）

72. 针对禽流感,防检人员应该怎么防护? …………（38）

73. 该怎样预防禽流感? …………………………（38）

74. 发生禽流感疫情应采取什么措施? …………（39）

75. 什么叫疫情报告? 如何进行疫情报告? ………（39）

76. 疫情报告的内容包括哪些? …………………（40）

77. 什么叫疫点、疫区、受威胁区? ……………（40）

78. 对疫区的封锁有哪些措施? …………………（41）

79. 何时才能解除封锁? …………………………（41）

80. 疫点周围 3 公里内的家禽为什么要全部扑杀?
………………………………………………（41）

81. 疫区附近 5 公里内的家禽为什么要进行紧急
预防注射? ……………………………………（42）

82. 疫区附近 5 公里外的家禽是否安全? ………（42）

83. 禽流感疫区家禽应该如何处理? ……………（42）

84. 对疫区家禽如何进行无害化处理? …………（43）

85. 禽流感疫区内的家禽能否销售到其他地区? …（43）

86. 禽流感疫区内健康家禽可否食用? …………（44）

87. 禽流感疫区内人员行动是否受限? …………（44）

88. 禽流感疫区内人员健康是否有保障? ………（44）

89. 禽流感疫区内人员可否食用家禽肉? ………（45）

90. 我国是否已研制出了禽流感疫苗? …………（45）

91. 为什么应用禽流感灭活疫苗更安全？ …………………(45)

92. 为什么流感在东南亚地区频发？ ……………………(46)

93. H7N9 与 H5N1 各有何特点？ ……………………(46)

94. 禽流感与禽霍乱如何鉴别？ ……………………(48)

95. 禽流感与新城疫如何鉴别？ ……………………(48)

96. 禽流感与传染性支气管炎如何鉴别？ ……………(49)

97. 禽流感与传染性法氏囊炎如何鉴别？ ……………(49)

98. 禽流感与鸡减蛋综合征如何鉴别？ ………………(50)

99. 我国禽流感的检测水平怎样？ ……………………(52)

100. 历史上有文献记载的全球性人畜共患传染病

（病原体)有哪些？ ……………………………(52)

附录 A 《人感染 H7N9 禽流感诊疗方案》

（2013 年第 1 版）………………………………(60)

附录 B 《动物 H7N9 禽流感紧急监测方案》………(66)

附录 C 《动物 H7N9 禽流感应急处置指南》………(70)

附录 D 中国人感染禽流感事件回顾 ………………(72)

附录 E 中华人民共和国动物防疫法 ………………(76)

1. 什么叫禽流感?

禽流感是"禽流行性感冒"的简称,是由 A 型流感病毒引起的禽类的一种烈性传染病,或者传染性疾病综合征。1878 年 Perroncito 报道了在意大利流行的禽流感(avian influenza),1901 年 Centannic 和 Saranuzzi 分离和描述了该病的病原,直到 1955 年 Schafer 证明该病原属于 A 型流感病毒(avian influenza virus)。这种病毒属于正黏病毒科,按照血凝素(HA)和神经氨酸酶(NA)表面抗原的不同可将 A 型流感病毒分成若干亚型。目前已分离到 16 种特异的 HA 亚型和 10 种特异的 NA 亚型,其不同组合的亚型数百种。感染家禽呈现多种疾病综合征,从亚临床症状、轻度上呼吸道疾病、产蛋量降低甚至急性全身致死性疾病。其中高致死性禽流感传播迅速、病程短,造成的经济损失十分巨大。

2. 禽流感如何命名?

根据 1980 年 WHO 公布的流感病毒命名方法,一株禽流感病毒的正确命名应为:型别(A、B、C)/宿主(宿主为人时可省略)/分离地点/毒株序号/分离年代(血凝素亚型和神经氨酸酶亚型)。如:A/HongKong/156/97(H5N1)表示 A 型禽流感病毒,分离自中国香港,毒株序号为 156,分离年代为 1997 年,血清亚型为 H5N1。

1

3. 禽流感病毒的基因组特性是什么?

禽流感病毒(AIV)为负链单股 RNA 病毒,由 8 个节段 RNA 分别编码 10 个与病毒结构和功能有关的蛋白质。①节段 1 和 2 分别编码 PB2 和 PB1;②节段 3 编码 PA 蛋白,PB1、PB2 和 PA 构成具有活性的 RNA 依赖性 RNA 聚合酶;③节段 4 编码血凝素蛋白(HA);④节段 5 编码核衣壳蛋白(NP);⑤节段 6 编码神经氨酸酶(NA);⑥节段 7 编码基质蛋白 M1 和 M2,可作为支架蛋白,与病毒的形态有关;⑦节段 8 编码非结构蛋白 NS1 和 NS2,有可能参与病毒基因组的转录。

4. 禽流感会发生抗原漂移吗?

禽流感病毒容易发生抗原漂移。禽流感的抗原性不断发生变异(抗原性转移和抗原性漂流),这些变异主要是由 HA 和 NA 引起的,尤其是 HA 的变异最为常见。禽流感病毒抗原漂移将可能会出现毒力更强的毒株,而且会导致目前的疫苗保护率降低,使机体已产生的免疫力失去作用。

5. 禽流感的危害有多大?

禽流感的危害巨大,历史上危害最大、经济损失最严重的一次禽流感(H5N2)暴发于 1983 年美国宾夕法尼亚州等地区,美国政府为此共花费了 6 000 多万美元,间接经济损失估计达 3.49 亿美元。中国香港地区 1997 年暴发的禽流感,据估计损失约达 8 000 万港元。2004 席卷东南亚的禽流感造成的经济损失和社会影响都非常巨大,我国也被累及,所受损失巨大。

6. 禽流感病毒型和亚型是如何表示的?

流感病毒为正黏病毒科,在目前病毒分类学中,正黏病毒科只有一个属,即流感病毒属。根据流感病毒核蛋白(NP)和基质蛋白(M)抗原性的不同,可将流感病毒分为 3 个血清型,即 A、B、C 型(或称甲、乙、丙型),3 个血清型之间抗原性差别可以通过琼脂扩散试验、补体结合试验等检测加以区分。A 型感染温动物(禽类和人、猪、马等),B 和 C 型主要感染人和猪,C 型也可感染猪。造成严重危害的禽流感病毒主要是 A 型。所有禽流感病毒均为 A 型(甲型)流感病毒。

流感病毒的血清亚型是以流感病毒的血凝素(HA)和神经氨酸酶(NA)来命名的。因此,根据 HA 与 NA 的不同,可组成众多血清亚型的流感病毒。迄今为止,在 A 型流感病毒中,已鉴定出的 HA 亚型共有 16 种,为 H1-H16;已鉴定的 NA 亚型共有 10 种,为 N1~N10。不同的 H 和 N 之间可发生不同的组合,如 H9N2、H5N1。由于以上所有 HA 亚型和 NA 亚型均能从禽类(尤其是野禽和水禽)分离到,因此,禽类一直被认为是流感病毒的储存宿主。

7. 禽流感病毒的抵抗力如何？

禽流感病毒是有囊膜病毒，对去污剂等脂溶性灭活剂比较敏感。甲醛（福尔马林）、氯仿、丙酮、乙醇、β-丙内酯、氧化剂、乳酸、醋酸、乙醚、去氧胆酸钠、羟胺、十二烷基硫酸钠和铵离子等能迅速破坏其传染性。病毒可在加热、极端的 pH 值、非等渗以及干燥的条件下失活。病毒对紫外线敏感，不耐热。56℃ 30 分钟、70℃ 2 分钟、100℃ 1 分钟即可灭活，对大多数防腐消毒药敏感。普通消毒剂均有很快杀死病毒的作用。

低温冻干或甘油保存可使病毒存活多年，但病毒在干燥尘埃中可存活 2 周，在 4℃ 可保存数周（30～35 天），在冷冻的禽肉或骨髓中可存活 10 个月之久。

在野外条件下，禽流感病毒常从感染禽的鼻腔分泌物和粪便中排出，病毒受到这些有机物的保护，极大地增强了其抗灭活的抵抗力。

此外，流感病毒可以在自然环境中，特别是凉爽和潮湿的条件下存活很长时间。粪便中病毒的传染性在 4℃ 条件下可以保持长达 30～50 天，20℃ 时为 7 天。

8. 哪些常规消毒药能杀灭禽流感病毒？

2% 苯酚、0.01% 消毒灵、1% 氢氧化钠（NaOH）、0.05% 消毒净（雅好生）、0.5% 含氯石灰（漂白粉）、0.02% 高锰酸钾、0.01% 二氯异氰尿酸钠、0.05% 百毒杀、0.05%

苯扎溴铵（新洁而灭）、4%甲醛溶液（10%福尔马林）、0.01%过氧乙酸等常用消毒剂均能有效地杀灭禽流感病毒。0.25μg/ml 酞丁安擦剂、78.1μg/ml 阿昔洛韦、125μg/ml 利巴韦林（病毒唑）在细胞培养物上能完全抑制禽流感病毒的增殖。

9. 禽流感的传染源是什么?

禽流感的自然感染过程复杂,传染来源较多。

一是来自受禽流感病毒感染的鸡和水禽。

二是来自野生鸟类,特别是迁徙性的鸟和水禽。水禽是流感病毒的主要宿主。

三是来自其他动物。有证据表明,火鸡的流感可能为猪源的流感病毒所致。从鸟类中分离出的病毒也可感染其他动物,尤其是具有感染哺乳动物的潜在能力。

另外,病禽的分泌物、排泄物（特别是粪便）和尸体等,污染的各种物品,如饲养管理器具、设备、蛋盘、蛋筐、受精工具、饲料、饮水、垫草、衣物、运输车辆等,均可成为病原的机械性传播媒介。人员的流动与消毒不严,起着非常重要的传播作用。

迄今对本病的流行病学知识了解得不十分清楚,一般认为带毒的水禽是禽流感病毒的直接传播源,而候鸟则是将其作为世界性传播的传染源。

10. 哪些动物易感禽流感?

禽流感病毒在家禽中以鸡和火鸡及某些野禽的易感性最高,并呈急性致死性传染病。鸭、鹅及其他禽类对流感的易感性较差,多为隐性感染或带病毒,鸽子可带病毒,但很少自然发病。自然条件下,禽流感病毒广泛分布于世界范围内的许多家禽(包括火鸡、鸡、珍珠鸡、石鸡、鹌鹑、雉、鹅和鸭)和野禽(包括野鸭、野鹅、矶鹬、三趾鹬、赤翻石鹬、燕鸥、天鹅、鹯、鹭、海鹦和鸥)。从八哥、长尾小鹦鹉、鹦鹉、白鹦、编织鸟、雀和鹰等笼养鸟中也分离到禽流感病毒。目前报道已从 88 种鸟类分离到禽流感病毒。通过人工接种,禽流感病毒也能在多种哺乳动物(如猪、仓鼠、猫、貂、海豹)体内复制。

11. 人能否感染禽流感?

过去科学家一直认为禽流感病毒不会在禽与人之间自然传播。禽流感病毒在禽与人之间的传播需要经过中间宿主(如猪)参与。然而,1997 年 5 月 9 日,从我国香港一名 3 岁男童体内分离出一株 A 型流感病毒,同年 8 月确诊为全球首例由 A 型(H5N1)禽流感病毒引起的人的病例,这是首次证实了 H5N1 病毒能感染人类,并有很高的致死率,从而证明禽流感病毒可能突破禽与人之间宿主限制性。2004 年,东南亚多个国家相继暴发禽流感,并有更多的人感染禽流感并引起发病甚至死亡,今年 3 月底开始,我国上海、浙江、安徽、江苏等地相继发现并确诊人感染禽流感 H7N9 型病毒,大多病人有与禽类接触史,进一步表明禽流感病毒可能会发生禽与人之间的自然传播。

12. 禽流感传播途径是什么?

禽流感病毒主要通过横向传播,人或禽主要通过直接或间接接触病禽的分泌物、排泄物(特别是粪便)和尸体等,以及受污染的饲料、饮水及其他物体而发生感染。由于感染禽能从粪便中大量排出病毒,污染各种物品,如饲养管理器具、设备、蛋盘、蛋筐、受精工具、饲料、饮水、垫草、衣物、运输车辆等,均可成为病原的机械性传播媒介。人员的流动与消毒不严,起着非常重要的传播作用。

本病能否垂直传播(即传给后代),目前尚无足够的证据,但从自然感染禽流感病毒的鸡蛋蛋黄、蛋清及蛋壳中均能分离到病毒,所以感染鸡群的蛋不能用作孵化,不经消毒处理的不能运至非疫区。候鸟和野鸟在传播禽流感过程中也具有重要作用。呼吸道和消化道是禽流感病毒的主要感染途径。

13. 禽流感主要的临床症状及病理变化是什么?

(1)临床症状:家禽感染禽流感病毒后,由于病毒的毒力、家禽的品种以及家禽的健康状况等不同,其临床症状有很大差异。禽流感潜伏期一般较短,通常为 4～5 天,体温急剧上升至 43.3～44.4℃。根据禽类的种类(鸡、火鸡、鸭、鹅及野鸟等)以及病毒亚型的不同,有各种各样的变化:有最急性、急性、亚急性及隐性感染等。高致病性禽流感潜伏期短、传播快、发病急、发病率高、病死率高,但传播范围往往不大。禽流感病毒感染鸡后出现精神沉郁、拒食、病鸡很快陷于昏睡状态,眼睑头部水肿,肉冠、肉垂出血发绀、坏死,脚鳞出现紫色出血斑,有些出现颈部向后扭转的神经症状。病鸡多呈急性死亡,有的也可能出现呼吸道症状(咳嗽、打喷嚏,气管出现啰音,流泪)以及下痢等症状。蛋鸡产蛋率下降,高致病性禽流感病毒可引起 100% 的鸡群发病,75% 以上的病鸡死亡;无致病性禽流感病毒则不引起任何症状,仅能从感染鸡的血清中检测出禽流感病毒抗体。

低致病性禽流感病毒潜伏期长,传播慢,病程长,发病率和病死率低,一旦发病,如不采取积极措施,病毒很难在疫区被根除,疫情会逐渐向周边地区扩散,使疫区越来越大,而且病毒还有变强(变成高致病性禽流感病毒)的可能,应高度重视。禽流感因病毒毒株毒力的不同,潜伏期和发病率、病死率差异很大。有的病毒毒株感染后不表现出临床症状,当遇到强应激时才表现出明显的临床症状。以 H9N2、H9N3 型为例,病程可达 2 个月之久,主要引起产蛋鸡发病,雏鸡和育成鸡多呈隐性感染或不感染,发病率有的可达 100%，多数在 80% 以内。若无继发感染，病死率较低，一般在 10% 以内。由于病程长，发病鸡群发病及恢复期间均能源源不断地随呼吸道、消化道排泄物及羽毛、皮屑等向外界排毒，使鸡舍周围环境中病毒密度很高，条件适宜（如刮风、运输病鸡或其排泄物）时病毒就会不断向周边扩散。传播速度因条件及病毒毒株毒力的不同而不同。

(2)病理变化：禽流感没有特征性肉眼可见的病理剖检变化。由于病毒毒力及感染期的长短不同，剖检后有的可能没有任何明显的肉眼可见变化，但有的却可以看到全身性出血病变。常见下列病变中的几个或多个病变：如气管充血、出血、气管第一分支的两侧支气管内塞满黄色干酪样物，腺胃黏膜和乳头出血，十二指肠黏膜出血，输卵管严重出血，胸腿肌、心外膜、颅骨出血，胰腺常有灰白色坏死点，出现典型的腹膜炎，有大量的干酪样渗出物等。

禽流感的临床症状与病理变化易与新城疫、急性禽霍乱、传染性支气管炎、衣原体病、产蛋下降综合征等混淆，且常继发或并发感染，使疾病更加复杂。

14. 如何判断鸡是否发生了禽流感?

一般要分为 4 个步骤：一是禽流感疫情发生以后，首先由专家进行现场诊断和流行病学调查，可初步诊断为高致病性禽流感疑似病例。二是用血清学方法进行病毒的血凝素亚型鉴定。三是由国家禽流感参考实验室做病毒分离与鉴定,最终确定病毒毒型。四是农业部根据国家禽流感参考实验室的诊断结果,最后确认或排除高致病性禽流感疫情。

判断鸡是否感染了禽流感,除参考动物的临床症状外,主要是以病原分离和血清学检查为依据。病原分离和鉴定可以从活体或尸体分离病毒。用棉拭子法常可从活体的气管和泄殖腔中分离到病毒,特别是从泄殖腔中分离到病毒的机会较多,可用不同大小的棉拭子擦取气管或泄殖腔,尽量使棉拭子擦到深部,并能刮取泄殖腔黏膜表面的滤泡,以获得足量的标本,然后将拭子放入灭菌的保存液(25%～50%甘油盐水、肉汤或 1 000 U/ml 青霉素和 10mg/ml 链霉素的细胞维持液)中。若在 48 小时内进行试验,可将标本于 4℃ 条件下保存。标本的采取时间很重要,一般在感染初期或发病急性期采取。如转为后期则因机体已形成足够的抗体而不易分离到病毒,病毒分离通常用鸡胚来进行。待检标本如系脏器,可用磷酸盐缓冲液或肉汤培养基制成 5～10 倍乳剂,加抗生素抑菌。如系泄殖腔拭子采取的材料,可将拭子放入溶液中浸渍,然后除去拭子,以 2 000～3 000 转/分钟离心 30 分钟去掉沉渣,吸上清液接种 9～10 天龄鸡胚尿囊腔,继续孵育 48～72 小时。如材料中含有病毒时,则接种 48 小时鸡胚死亡,但在多数情况下初代分离时鸡胚多不死亡,为此需将经 72 小时未死的鸡胚置冰箱内冻死后,收集尿囊液做第二代接种,如第二代接种的鸡胚仍不死亡,即可判定分离病毒为阴性。也有的实验室,用第三代接种鸡胚的结果作为判定依据。如接种的鸡胚死亡,其尿囊液对红细胞有凝集作用,可用已知的鸡新城疫阳性血清做血凝抑制试验,确定是否为新城疫病毒。只有排除新城疫后才能进一步用流感的阳性血清做琼脂扩散试验,进行流感病毒的初步鉴定,出现阳性结果时方能确定为 A 型流感病毒,如需进行亚型鉴定,可送专门实验室进行检查。血清学检查是诊断禽流感的重要的特异性方法,常用的有琼脂扩散试验、血凝抑制试验和神经氨酸酶抑制试验等。琼脂扩散试验用于流感病毒型的检查,是以病毒的核蛋白抗原检查血清中的抗体,故不受病毒亚型的限制,多个亚型毒株抗体均可对抗原发生阳性反应。血凝抑制试验和神经氨酸酶抑制试验,是用病毒的表面抗原(HA 和 NA)检查流感病毒的亚型。在实践中,由于病毒表面抗原的不稳定性,抗原成分易于发生变化,所以同一亚型的毒株,其抗原性往往并不一致,有的毒株抗原性可发生漂移。因此在检查时应注意,如某一亚型毒株的表面 H 抗原为 H5,在某些条件下,其中部分成分可能发生变化,变化了的部分可能与 H2 或 H3 的成分相同,因此在原毒株的 H5 抗原成分中就含有 H2 或 H3

特异性抗体,所以在检查时,这种血清除可对 H5 抗原发生阳性反应外,也可对 H2 或 H3 发生阳性反应。在禽类血清中,常有干扰血凝试验的非特异性抑制物质,对这些物质,可用高碘酸钾或受体破坏酶加以处理。但在实际工作中,对每份血清进行处理是很难办到的,同时在处理血清时也会降低特异性抗体水平。因此,一些国家都根据自己的试验结果,规定血凝抑制试验的标准。用血凝抑制试验检查时,可采集发病期及发病 2～3 周的血清做对比检查,测其抗体水平,根据抗体效价的变动情况进行判定。若判断是否为高致病性禽流感,其方法应按国际兽疫局标准来确定,高致病性禽流感病毒鉴定标准如下:

(1)无菌的感染性鸡胚尿囊液做 1:10 稀释后静脉接种 8 只 4～8 周龄易感鸡,0.2ml/只,接种后 10 天内有 6 只以上死亡。

(2)病毒型为 H5 或 H7 亚型禽流感病毒,致死禽数虽不及 6 只,但 HA 切割位点氨基酸序列与高致病性禽流感病毒相一致。

(3)病毒即使是非 H5 或 H7 亚型禽流感病毒,若能造成 1～5 只鸡死亡,而且能在无胰蛋白酶的细胞培养物中生长繁殖,产生细胞病变或蚀斑。

符合以上 3 个条件中任何一条,均可判定为高致病性禽流感病毒。

15. 养禽场如何预防禽流感?

预防禽流感,首先是防止流感病毒传入养禽场,良好的生物安全措施是减少禽流感病毒入侵或传播机会的基础。

(1)避免家禽和野生鸟类的接触,尤其应避免与水禽如鸭、鹅、野鸭等的接触。

(2)养鸡场周围不饲养鸭、鹅等家禽,场内不饲养狗、猫等宠物。

(3)养禽场的职工家中不要饲养家禽或笼养鸟。

(4)采取封闭式饲养,严防野鸟从门、窗进入禽舍。

(5)防止水源和饲料被野禽类粪便污染。

(6)养禽场要建立消毒措施,对进出车辆要彻底清洗、消毒。

(7)饲养人员进入生产区要淋浴消毒,然后更衣、帽及鞋。

(8)严格杜绝其他养禽场人员参观。

(9)定期对禽舍及周围环境进行消毒,加强对鸡消毒。

(10)定期消灭养禽场内有害昆虫,如蚊、蝇等和鼠类。

(11)死亡禽类必须焚烧或深埋;养禽场坚持自繁自养和全进全出的饲养方式,在引进禽种及其产品时,一定要来自无禽流感的养禽场;做好禽类饲养管理,提高禽只的抗病力;尽量减少应激因素的发生;注意秋冬、冬春之交季节气候的变化,做好保暖防寒工作。

16. 在防止新型流感蔓延方面,现在有哪些可行的监测措施?

人类对新型流感的监测十分重要,发现患者及早隔离,是防止新型流感蔓延的最好办法,特别是在人与家畜、家禽一起生活的亚洲部分地区。人与家畜、家禽近距离生活在一起,最容易发生新型流感。如果流感只是由家禽传染给人,只要与家畜、家禽近距离接触的人注意个人卫生和采取消毒措施,发生大规模流行的可能性不大。如果病毒毒株发生变异,发生由人传染给人的现象,若放弃监测将十分危险,如果患者隐瞒有关信息也会带来非常严重的后果,因为这样有可能使人类错过及早遏制新型流感的机会。

17. 发生高致病性禽流感后如何消毒?

消毒前的准备:

(1)消毒前必须清除污物、粪、饲料、垫料。

(2)必须选用对禽流感病毒有效的消毒药品。

(3)要备有喷雾器、火焰喷射枪、消毒车辆、消毒防护器械(如口罩、手套、防护靴)和消毒容器等。

消毒方法:

(1)养禽场的金属设施设备,可采取火焰、熏蒸等方式消毒。

(2)养禽场圈舍、场地、车辆等,可采取消毒液清洗、喷洒等方式消毒。

(3)养禽场饲料、垫料等,可采取深埋发酵处理或焚烧处理等方式消毒。

(4)粪便等可采取堆积密封发酵或焚烧处理等方式消毒。

(5)饲养管理人员,可采取淋浴的方式消毒;饲养管理人员的衣服、鞋、帽等可能被污染的物体,可采取浸泡、高压灭菌等方式处理。

(6)疫点内办公区、饲养人员的宿舍、公共食堂等场所,可采用喷洒的方式消毒。

18. 禽流感的潜伏期是多久? 有什么意义?

禽流感潜伏期从几小时到 21 天不等,其长短与病毒的致病性、感染病毒的剂量、感染途径和被感染禽的品种有关。根据禽流感潜伏期时间的长短,可为禽流感的诊断以及防治和解除疫区的封锁提供依据。

19. 什么动物能排出禽流感病毒?

一是患禽流感的鸡以及处于潜伏期的鸡。

二是水禽如鸭、鹅、鹌鹑等,它们可终身带毒,但不出现临床症状。

三是野生鸟类,特别是迁徙性的水禽。

四是其他动物,例如猪。从鸟类中分出的病毒也有可能感染其他动物,感染动物虽然不发生禽流感,但在它们体内有大量的病毒存在,并且随时可通过呼吸道和消化道向外界排毒。

20. 市民预防禽流感应该采取什么措施?

远离家禽的分泌物,尽量避免触摸活的鸡、鸭等家禽及鸟类。保持室内空气流通,应每天开窗换气 2 次,每次至少 10 分钟,或保持空气流通。保持地面、天花板、家具及墙壁清洁;确保排水道顺畅;使用可清洗的地垫,避免使用难以清理的地毯。吃禽肉要煮熟、煮透;锻炼身体,提高自身免疫力;培养良好的饮食、生活和卫生习惯。

21. 高致病性禽流感属 A 类传染病,A 类病毒性动物传染病有哪些?

A 类病毒性动物传染病包括:高致病性禽流感、新城疫、口蹄疫和猪瘟 4 种。

22. 能否控制住禽流感?

如果采取措施妥当,禽流感是可以控制的。首先对暴发禽流感的禽类和暴发地区应按动物防疫法的要求严格进行彻底扑杀、消毒、无害化处理、隔离和防疫。普通人对禽流感应该以正常的心态对待它,千万不能谈禽色变。全世界到现在为止还没有发现高致病性的禽流感病毒已具有人传染人的科学证据。

23. 历史上大规模发生禽流感的情况如何?

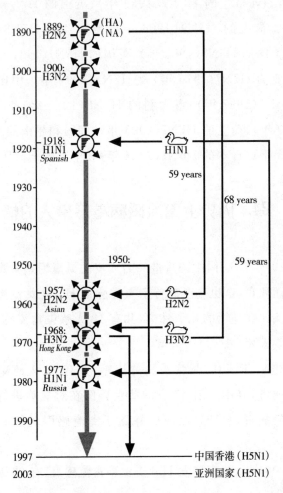

图1　A型流感病毒世界流行情况(http://biosun.bio3tu-darms-tadt.de/viro/orthomyxo/sld11.htm)

自 20 世纪以来,全球已暴发了 20 余次高致病性禽流感,如苏格兰的 H5N1(1959 年)、英国的 H7N3(1967 年)、加拿大的 H5N9(1966 年)、爱尔兰的 H5N8(1983 年)、美国的 H5N2(1983 年)、英国的 H5N1(1991 年)、澳大利亚的 H7N7(1976 年)及 H7N4(1997 年)、中国香港的 H5N1(1997 年)、意大利的 H5N2(1997 年)和 H7N1(1999 年)、荷兰的 H7N7(2003 年)、韩国和越南的 H5N1(2003 年)、日本的 H5N1(2004 年)和中国的 H5N1(2004 年)等。

24. 历史上禽流感病毒感染人的情况如何?

1997 年 5 月,中国香港一名 3 岁的男童因感染禽流感病毒而死亡,这也是全球首宗人类感染 H5N1 禽流感病毒的病例。在随后的几个月中,共有 18 人感染禽流感病毒,其中 6 人死亡。

2003 年 3 月,荷兰暴发禽流感,共有 80 人感染了禽流感病毒,其中一名 57 岁的荷兰兽医在对病鸡进行检验时感染病毒(H7N7 亚型),并死于禽流感引起的肺炎并发症。

2004 年,越南暴发 H5N1 亚型禽流感,已有 65 人被感染,死亡 21 人。

25. 禽流感可怕吗?

虽然禽流感致病率比较高,但是禽流感并不可怕,是可防可治的。只要按照严格的防疫检疫程序进行操作,做好个人卫生,人一般不容易感染。不过由于高致病性禽流感病毒感染家禽传播快,致死率高,一旦发生,对疫点附近 3 公里以内的家禽要全部扑杀和无害化处理,5公里以内的家禽强制免疫,并对疫区实行封锁,经济损失十分巨大。

26. 哪些人群容易发生禽流感?

与感染禽流感病毒的家禽密切接触的人群,例如家禽养殖人员、家禽屠宰人员、兽医和动物防疫人员等,这类人员比其他人群更容易发生禽流感。

27. 目前我国主要抗流感药物一览表

中国主要抗流感药物

异 同	帕拉米韦	奥司他韦 (达菲)	扎那米韦 (乐感清)
化学类型	神经氨酸酶 抑制剂	神经氨酸酶 抑制剂	神经氨酸酶 抑制剂
药物剂型	注剂射	口服剂	吸入剂
是否出现耐药性	未知	已出现耐药性	暂无
药物起效时间	相对较快	相对较慢	相对较慢

（续　表）

异　　同	帕拉米韦	奥司他韦 （达菲）	扎那米韦 （乐感清）
服用药物 有效时间	暂无限制	发病后 48 小 时以内	暂无限制
中国上市时间	即将上市	2006 年	2010 年
国内商品名	暂不明确	奥尔菲、军科 奥韦	也青
国家是否储备	否	是	是
个人能否自行购买	否	否	否

28. 如何确认禽流感疫情?

对高致病性禽流感疫情的确认程序分四步:

第一步,接到疫情报告后指派技术指导组两名以上禽流感专家到现场进行临床诊断,临床症状明显的,可怀疑为高致病性禽流感。

第二步,立即采集病料,进行血清学检测(水禽不能采用琼脂扩散试验),诊断结果为阳性(免疫禽群血清学检测结果离散度高)的,可确定为高致病性禽流感疑似病例。

第三步,对疑似病例由专人将病料送国家禽流感参考实验室(哈尔滨兽医研究所)做进一步鉴定。

第四步,由国家禽流感参考实验室对送检的病料,进行病原分离和鉴定,最终确认。

29. 人患禽流感主要症状是什么?

人类患上禽流感后,潜伏期一般为几个小时至 7 天,早期症状与其他流感非常相似,主要表现为发热、流涕、鼻塞、咳嗽、咽痛、头痛、全身不适,部分患者可有恶心、腹痛、腹泻、稀水样便等消化道症状,有些患者可见眼结膜炎,体温大多持续在 39℃以上,一些患者胸部 X 线片还会显示单侧或双侧肺炎,少数患者伴胸腔积液。

大多数患者治愈后情况良好,且不留后遗症,但少数患者特别是年龄较大、治疗较晚的患者病情会迅速发展成进行性肺炎、急性呼吸窘迫综合征、肺出血、胸腔积液、全血细胞减少、肾衰竭、败血症休克及 Reye 综合征等多种并发症而死亡。

专家建议,患者一旦出现以上症状应该及时就医,一旦被怀疑为禽流感病毒感染,应马上住院隔离并报告疫情,防止病情恶化和传染扩散。

30. 人患禽流感与人流感在临床症状上有没有区别?

人也可以感染 A 型流感病毒,人群中流行的血清型主要是 H1、H2 和 H3 等,而鸡群中主要流行的是 H5、H7 和 H9 等,临床症状上无明显区别。

31. 人流感能否传染给鸡、鸭?

尚未见文献报道。一般情况下人和禽之间流感不互相传染,不过近年来发生的人感染禽流感的事实已经打破了这种宿主限制性。说明人和禽之间在特定条件下也会互相传染流感。

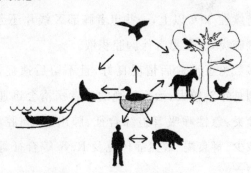

图 A 型流感病毒的种间传播(Taisuke Horimoto,
CLINICAL MICROBIOLOGY REVIEWS, Jan.
2001, p. 129-149 Vol. 14, No. 1)

32. 人流感能否传染给猪?

文献记载人流感可以传染给猪,猪流感可以感染给人。

33. 为什么鸡、鸭、鹅、猪等不能混养?

因为鸡、鸭、鹅、猪对不同的病原微生物有不同的敏感性。有的病原在某种动物体内可以存活或生长繁殖,但不对宿主致病,处于和平共处状态,但它可以将体内的病原排出,扩散到环境中,就可以感染其他动物。当另一些动物对该病原敏感时,这些病原就可使其发病。

如禽流感病毒的某些毒株,在鸭、鹅体内繁殖,对鸭、鹅不致病,但传播到鸡群,则可成为高致病毒株(如 H5N1毒株)。另外,禽流感病毒还可通过猪作为中间宿主,传播给人类,其危害更为严重。还有许多其他病原微生物都可能存在这种现象。因此,为了防止病原的传播,切断传播途径,各种动物都应单独饲养。

34. 猪能否传播禽流感?

禽类是流感病毒的储备库,几乎流感病毒的所有亚型在禽类体内都可找到,当禽流感病毒感染猪后,病毒在猪体内可使其发生基因型或毒力改变,常造成其毒力增强,宿主特异性基因变异。这些通过猪体发生改变的禽流感病毒,可能对猪不产生致病作用,但猪可以向外排毒,当人类接触这些病原后,就容易被感染,以致发生严重的流感。历史上多次流感的暴发都与猪有关,因此,猪可以传播禽流感。

35. 吃鸡、鸭、鹅肉,人能否感染禽流感?

禽肉煮熟、煮透后,病毒传播的可能性较小。但如果病禽未经煮熟、煮透食用,或在处理禽肉的过程中通过某种途径接触病毒,病毒很可能进入人体,并发生感染。病毒能否通过消化道传入人体各组织中,病毒在人体是如何运作的,这些机制目前还不清楚。因此必须对来自疫情暴发区的家禽采取封锁。

目前,我国检疫部门已采取紧急防范措施,加大了市场检疫力度,正规市场的家禽可以放心食用,关键是要煮熟、煮透。也不要私自屠宰家禽,如果食用未经检疫的家禽,则不排除染病风险。

36. 买鸡回家人能否感染禽流感?

接触病禽分泌物被传染,有一个先决条件:环境中病毒浓度高,这通常是在养鸡场等病鸡高度密集的地区。在市场中买一只经过检验的鸡是安全的,可以放心食用。无须"宰鸡"色变。当然建议不要私自从市场购买活鸡,也不要私自屠宰家禽。

37. 养鸡、鸭、鹅或鸟,人是否更容易感染禽流感?

鸡、鸭、鹅、鸟是禽流感的易感动物,如果它们感染了禽流感,与其密切接触,而且防护不好就容易传染给人。当然如果能按正规程序做好个人卫生和防护,养禽也并非那么容易感染禽流感。

38. 在禽流感暴发期间孕妇是否就不要吃鸡、鸭、鹅肉?

不是。只要购买通过检疫的健康家禽,正常烹饪的,照常可以食用。在流感高发季节,加强营养,改善膳食结构,增强体质才能更有利于身体健康。

39. 穿羽绒服、盖鸭绒被,人能否感染禽流感?

穿羽绒服、盖鸭绒被及相关制品,是不会传染禽流感的。因为羽绒制品通常经过消毒、高温等多个物理、化学环节处理,病毒存活的可能性微乎其微,不太可能对人的健康造成危害。另一方面,家禽羽绒从制作到销售,已经过数月时间,即使有禽流感病毒也已经失去活性,所以,穿羽绒服、盖鸭绒被不会感染禽流感。

40. 禽流感是否可以预防?

禽流感是禽类流行性感冒,被国际卫生组织确定为 A类传染病,这种疾病虽然传染性很强,但仍然有办法控制。

按照国际惯例,发现禽流感后要采取封锁、隔离、扑杀等手段。通过综合防范措施,包括疫苗、药物的使用,可以在很大程度上进行预防和控制。

就禽流感病毒本身而言,它的抵抗能力并不是很强,比如一些物理、化学因素,一些普通的消毒剂,包括紫外线、高温等都很容易杀灭禽流感病毒。禽流感主要通过直接接触传播,一般人平常是接触不到病禽及其污染物品的,因此不会被传染。当然我们应注意不吃生的或者半熟的禽肉。另外,一些血液制品,包括一些下脚料,在吃的过程中要注意它的烹调方法,一定要熟透。

另外养鸟或者养鸡,应注意与居住环境分开,并注意个人卫生。尽量不要直接从市场购买活鸡私自屠宰。

总之,如能做到上述几点,人患禽流感是完全可以预防的。

41. 人吃鸡蛋,能否感染禽流感?

吃煮熟的鸡蛋,人不会感染禽流感,但食用生鸡蛋或未经煮熟的鸡蛋,存在病毒进入人体组织引起人发病的可能,但其机制不清楚。

42. 哪些药物对治疗禽流感有效?

为应对上海、江苏、浙江等地新发的人感染 H7N9 禽流感疫情,国家食品药品监督管理总局和药品审评中心以保障国家公共卫生安全需求为指引,第一时间部署并批准中国自主研发的新药帕拉米韦注射液上市。

自 2003 年 SARS 疫情发生以后,在国家科技部、卫生和计划生育委员会、总后卫生部的统一部署下,经过 10 年攻关,以军事医学科学院毒物药物研究所李松研究员为首的团队先后成功研发了磷酸奥司他韦胶囊、颗粒剂和帕拉米韦三水合物等一系列抗流感药物,获得了国家发明专利和全球知识产权布局,形成了中国应对流感疫情的药物防控体系,并建立了全球最大的单一生产线,分别在 2005 年 H5N1 高致病人禽流感、2009 年甲型 H1N1 流感疫情防控中发挥了重大作用。

当前,针对中国出现的人感染 H7N9 禽流感疫情,李松研究员组织团队对 H7N9 病毒基因组序列进行分析,认为 H7N9 病毒神经氨酸酶结构稳定,N9 的同源性大于98%,提示神经氨酸酶抑制剂对此次疫情有效。而帕拉米韦是一种新的强效神经氨酸酶抑制剂,对 HXNX 型流感病毒均有效,对新发的 H7N9 人禽流感患者具有显著的治疗作用。

李松研究员介绍说,帕拉米韦注射液研发历时已有 8年,2011 年完成所有临床研究,2012 年 12 月通过药审中心技术审评待批上市。临床研究表明,帕拉米韦注射液在疗效上优于磷酸奥司他韦,能够有效对抗耐奥司他韦的流感病毒,且剂型为注射液,适应流感危重病人和对其他神经氨酸酶抑制剂疗效不佳患者的救治。该品种的上市将为 H7N9 人禽流感患者提供新的治疗手段。

帕拉米韦注射液使用的注意事项有:①帕拉米韦的适应证是用于甲型或乙型流行性感冒。患者应在首次出现症状 48 小时以内使用。②临床使用剂量为:普通患者300～600mg,静脉滴注,一次给药;重症患者 300～600mg,静脉滴注,每日一次,可连用 1～5 天。儿童通常情况下建议 10mg/kg 体重,一次给药;也可以根据病情,连日重复给药 1～5 天。③单次最大剂量为 600mg(儿童用药的方法主要参考了亚洲的儿童研究数据结果)。④流感的发病人群广泛,现有的临床研究结果仍有一定的局限性,且特殊人群的研究(肝功能不全患者、肾功能不全患者、老年患者及合并其他严重疾病的患者)尚在进行中,故帕拉米韦的临床使用应在临床医生的严格指导下进行,并重点观察和收集重症患者、病毒株有变异的患者和多次给药的患者等的临床使用数据。

另外达啡也为治疗流感特效药。

主要成分为达菲、金刚乙胺、特异性转移因子、蟾酥、对乙酰氨基酚等。

用法用量是每天 2 次,每次 75mg,服用 5 天,流感初期服用。国产达啡儿童用量要根据体重来核算。

43. 人预防禽流感感染,胸腺肽有用吗?儿童可以使用吗?

胸腺肽可以增强机体的非特异性免疫力,因此对于预防禽流感有一定益处。胸腺发育正常的儿童无需使用胸腺肽。胸腺肽有助于增强非特异性免疫力,但难以特异性地抵抗禽流感病毒的侵袭。

44. 免疫球蛋白是否可以预防人感染禽流感?

免疫球蛋白对预防禽流感有好处。尤其是抗禽流感病毒特异性免疫球蛋白,也称为抗禽流感病毒特异性抗体。当体内特异性抗体达到一定水平时,可抵御其感染。

禽流感疫苗免疫后的鸡、鸭蛋卵黄抗体是一种非常容易获得的有效的抗禽流感病毒特异性免疫球蛋白。

45. 服用维生素可以预防人感染禽流感吗?

适当服用维生素、多饮水能提高机体免疫力,对预防禽流感有一定好处。不过服用维生素并不能提高机体特异性免疫力,一旦接触大量禽流感病毒仍然难以抵抗病毒的感染。

46. 食用补养品有助于预防人感染禽流感吗?

一般来说,适当食用补养品能提高机体免疫力,尤其是老人、孩子和体弱者,对预防禽流感有一定好处。不过食用补养品并不能提高机体特异性免疫力,一旦接触大量禽流感病毒仍然难以抵抗病毒的感染。

47. 禽流感患者的康复标准和预后如何?

禽流感患者康复标准:

(1)发热、鼻塞、结膜炎、腹泻等症状都消失。

(2)无症状 1 周以上。

(3)不能检出病毒抗原。

大多数患者治愈后良好,且不留后遗症,但少数患者特别是年龄较大、治疗较晚的患者病情会迅速发展成进行性肺炎、急性呼吸窘迫综合征、肺出血、胸腔积液、全血细胞减少、肾衰竭、败血症休克及 Reye 综合征等多种并发症而死亡。

48. 预防人感染禽流感的关键措施是什么?

管理传染源:

(1)加强禽类疫情监测。

(2)受感染动物应立即销毁,对禽流感流行地区进行封锁,彻底消毒。

(3)患者应隔离治疗,转运时应戴口罩。

切断传播途径:

(1)发生疫情时,尽量减少与禽类接触,接触禽类时应戴上手套和口罩,穿上防护衣。

(2)接触患者或患者分泌物后应洗手。

(3)处理患者血液或分泌物时应戴手套。

(4)被患者血液或分泌物污染的医疗器械应消毒。

保护易感人群:

(1)注意体育锻炼与饮食平衡。

(2)必要时可服用金刚烷胺。

(3)克服不良生活习惯,如戒烟等。

49. 人接触了禽流感病鸡怎么办？

人发生禽流感，多数都与接触禽流感病禽有关。人一旦接触过禽流感病禽，应该尽早洗手并消毒、更换衣物并消毒、淋浴，应当服用抗流感药进行药物预防。如果有不适症状应尽早就医，并与家人隔离。

50. 预防人感染禽流感，是否要少吃鸡、鸭、鹅肉？

目前市场上通过检疫的鸡、鸭、鹅肉都是健康屠宰肉，是安全卫生的。当然千万不要购买私屠乱宰的鸡、鸭、鹅肉，更不能食用病死家禽。不过大可不必因害怕禽流感而少吃鸡、鸭、鹅肉。因为禽流感病毒对热比较敏感，56℃加热 30 分钟，60℃加热 10 分钟，65～70℃加热数分钟即丧失活性。

51. 预防人感染禽流感，儿童是否就应尽量少去动物园？

禽流感主要由接触病禽传染。动物园对观赏禽类按要求是要进行严格检疫，只要开放，是安全的。只要教育儿童在公园内杜绝不洗手吃东西，而且回家后一定要洗手，做好个人卫生，儿童上动物园活动并没有什么危险。

52. 疑似禽流感患者如何求医？

疑似禽流感患者应该戴上口罩，立即到医院就诊，听从医生指导。

53. 面对禽流感,我们应持一种什么样的心理状态?

禽流感对养禽业的打击是灾难性的,但人类很少感染。禽流感直接感染人只是个别情况,至今尚未有禽流感在人与人之间传播的科学事实,基于此,我们既要引起足够的重视,群策群力共同战胜禽流感,又不要产生恐慌,更不要对禽类产品有抵触心理,要始终保持一种正常心态。

54. 在疫区应该如何做好个人卫生和家庭卫生?

禽流感疫区,做好个人卫生和家庭卫生十分重要。具体说,应包括:

(1)室内要经常通风。

(2)进屋要换衣。

(3)饭前要洗手。

(4)尽量不要饮生水,尽量不要在鸭、鹅活动的水域游泳。

(5)厨房生食、熟食要分开,生熟案板和菜刀要分开。

(6)烹调鸡、鸭、鹅要熟透。

(7)人与禽生活环境要尽可能分开。

(8)经常对家禽活动场所消毒。

(9) 对于经常与家禽接触者,要注意戴手套和口罩。

55. 如何对衣服和被褥进行消毒?

对衣服和被褥消毒可以使用热水浸泡至少 56℃ 30 分钟、60℃ 10 分钟、70℃ 数分钟,或用 0.5% 含氯石灰(漂白粉)浸泡消毒。被褥要经常在太阳下晾晒。

56. 如何快速增强免疫力?

免疫包括特异性免疫与非特异性免疫。加强户外运动,注意劳逸结合,注意饮食结构合理都能有效地增强非特异性免疫力。一些免疫增强剂,如干扰素、胸腺肽、免疫核糖核酸等也能快速提高机体非特异性免疫力,而要增强特异性免疫力,只能依靠接种流感疫苗,或者应用禽流感病毒抗体等特异性免疫球蛋白。只有具有特异性免疫力,才能真正防止人感染禽流感。

57. 出差在外,应如何预防禽流感?

虽然禽流感属于人畜共患病,人患禽流感主要是由直接接触病禽而感染,但目前尚未见禽流感病毒会在人与人之间传播。因此出差在外主要应注意日常饮食,不要食用不熟的鸡、鸭、鹅肉。注意个人卫生,养成饭前洗手的良好卫生习惯。注意保暖,防止感冒。尽量不要进出鸡、鸭、鹅密集的场所。如果因工作需要必须进出鸡、鸭、鹅密集的场所,应该注意戴口罩和手套。

58. 餐馆就餐，应如何预防禽流感？

在餐馆就餐，主要应注意不要食用不熟的鸡、鸭、鹅肉。提醒餐馆工作人员红白案要分开，尤其是凉菜板与肉板应严格分开。

59. 空气中有病毒，开窗通风时病毒会不会进入房间，会不会因此感染禽流感？

病毒必须达到足够的浓度才会感染人。禽流感并非无处不在。即使在疫区，除了病禽饲养场或病禽的其他密集场所，其他场所空气中并不会有高浓度的禽流感病毒，更不会因开窗通风感染禽流感。

60. 来自疫区的人员是否会将禽流感病毒带来？

在自然条件下禽流感病毒生存能力较强。由于受到有机物的保护，粪便中的病毒可在 4℃下存活 30～35 天，20℃存活 7 天，在羽毛中存活 18 天。如果来自疫区的人员鞋底或以其他方式携带有禽流感病毒，将有可能被带到很远的地方。因此对于来自疫区的人员，如果要进出养禽场所，出于安全考虑，应该进行严格的消毒，甚至更换衣物、鞋子等。当然虽然来自疫区，但并没有机会与病禽及其分泌物直接接触者，可能并不会携带禽流感病毒。

61. 周围出现了禽流感患者,我们该怎么办?

因为禽流感属于一种传染病,周围出现禽流感患者,我们应该主动与其隔离,做好自身防护和个人卫生,增强抵抗力。尽管目前尚无可以应用的人用禽流感疫苗,不过禽流感病毒尚不会造成严重的人与人之间传播。

62. 蚊、蝇、鼠能否传播禽流感?

蚊、蝇、鼠能传播禽流感。粪便中病毒的传染性可在4℃下存活 30~35 天,20℃存活 7 天。蚊、蝇、鼠接触病禽的尸体及粪便后将会机械性传播禽流感病毒。因此,疫区应该加强蚊、蝇、鼠等害虫的扑灭工作。

63. 麻雀能否传播禽流感?

麻雀能传播禽流感病毒。麻雀不仅能机械性传播禽流感病毒,而且还可能成为禽流感病毒的隐性携带者,并可能通过粪便等分泌物排毒,导致禽流感的传播。

64. 自来水里有禽流感病毒吗?

自来水一般经过了净化和次氯酸钠消毒,不会再有具有感染力的禽流感病毒,更不会传播禽流感。

65. 如果水库、河流中饲养鸭、鹅,是否能传播禽流感?

在水库、河流中饲养鸭、鹅,常能传播禽流感。因此应该限制在供人们饮用水的水库、河流中饲养鸭、鹅。不要在饲养鸭、鹅的水库、河流中游泳和饮用其中未煮沸的水。

66. 家庭可使用紫外线消毒灯吗? 这种灯会对眼睛造成伤害吗?

家庭可使用紫外线消毒灯,但要注意安装场所必须合理,并在室内无人时进行消毒。如果在有人活动的时候开紫外线灯,会对眼睛造成伤害。现在市场上销售的很多消毒柜都有紫外线灯管,消毒柜外有良好的保护罩,一般不会对眼睛造成伤害。

67. 作为一名兽医工作者,面对禽流感,能做些什么?

要战胜禽流感,一定要群策群力,众志成城。作为一名兽医工作者,面对禽流感,更应该知道自身的职责和义务。首先应该了解禽流感的特点,能够有效鉴别禽流感和其他禽病,一旦发现疫情,一定要在第一时间报告疫情,并有责任和义务向周围人宣传禽流感知识,努力做好禽流感的免疫接种工作,防止禽流感的传播。

68. 为什么科学家关注禽流感?

禽流感是一种人畜共患病。禽流感不仅能引起家禽感染,造成大批家禽死亡,而且还能感染人,甚至导致患者死亡。禽流感病毒与人流感病毒理论上还有可能发生遗传重组。如果同一动物或人同时感染了人流感病毒（如H1N1,H3N2等）与禽流感病毒H5N1,两种病毒的基因就有可能发生重组,产生出新的流感病毒,人体对于这种新的流感病毒几乎没有任何免疫力,这种新的流感病毒可以通过人传人引起流感大流行,对人类的健康产生极大的威胁。有人认为,禽流感可能是人类流感病毒的祖先,是几乎所有A型流感病毒的基因库。禽流感的暴发和流行,将增加禽流感与人流感病毒发生基因重组的机会,增加新的流感病毒产生的可能性,对人类的健康构成了潜在的威胁。因此,科学家十分关注禽流感。

69. 人通过何种途径感染禽流感？

流行病学调查显示人可能通过以下途径感染禽流感病毒：

(1)接触受禽流感病毒感染的家禽或其粪便。

(2)直接接触禽流感病毒。

(3)接触受禽流感病毒感染的患者。

70. 感染禽流感的人可能传染给其他人吗？

目前看,禽流感还不会由人传染给人。主要是禽流感病毒具有一定的宿主特异性,人体还不是其最适宜的宿主。但是如果禽流感经常性反复感染人体,将有可能对人体产生适应性突变。尤其是如果人流感病毒与禽流感病毒同时感染人体时,两种病毒将有可能发生基因重组,并可能出现一种既具有人流感病毒传播能力,又具有禽流感病毒的高致病性的新病毒,这将对人类健康构成严重威胁。

71. 针对禽流感,养禽人员应该怎么防护?

(1)保持良好的心态,注意保暖、饮食和个人卫生,参加户外活动等,以提高机体自身对疾病的抵抗力。

(2)出入禽舍要更换外衣、鞋子。

(3)出入禽舍要洗手消毒,或紫外线消毒。

(4)注意保持禽舍内通风良好,经常给禽舍消毒。

(5)发现病禽及疑似禽流感病例,应及时向有关部门汇报,尽早确诊,搞好个人防护与消毒,必要时可自我隔离观察等。

72. 针对禽流感,防检人员应该怎么防护?

(1)戴手套和口罩,穿防护服。

(2)用具、防护服在离开检疫现场时必须消毒处理后方可带离检疫区,并注意人体消毒。

(3)有条件时可进行免疫预防接种,或注射免疫增强剂,如胸腺肽、干扰素等。

73. 该怎样预防禽流感?

由于没有相应疫苗,而冬春季节又是急性呼吸道疾病的高发期,健康的生活方式对预防疾病非常重要。市民平时应加强体育锻炼,多休息,避免过度劳累,不吸烟;发现疫情时,应尽量避免与禽类接触,对鸡肉等食物应彻底煮熟,特别是煎鸡蛋一定要煎透,避免蛋黄不熟。

保持良好的个人卫生习惯是预防本病的关键。保持室内空气流通,尽量少去空气不流通场所;注意个人卫生,打喷嚏或咳嗽时应掩住口鼻。

提高机体的免疫力,发现传染病要及时报告是每个公民应尽的职责和义务。

74. 发生禽流感疫情应采取什么措施?

一旦发生疫情,要按照"早、快、严、小"的原则处理。

对疫区病鸡和疫点周围 3 公里范围内的所有禽类动物要全部扑杀,对于带有高致病力病毒的禽类同群禽也要全部扑杀,并进行无害化处理。

对疫区周围 5 公里范围内的所有家禽要按有关规定实行强制免疫,对接触高致病性禽流感病禽的人员要实行隔离观察、诊治。

75. 什么叫疫情报告? 如何进行疫情报告?

禽流感疫情报告是指任何单位和个人发现、发生或疑似高致病性禽流感疫情时,必须立即向当地动物防疫监督机构报告。当地动物防疫监督机构应立即赶赴现场进行诊断,并提出处理意见,采取防疫措施。有关单位和个人应立即执行,不得拒绝或推脱。

疫情报告程序如下:

发现可疑高致病性禽流感疫情时,必须立即向当地县级动物防疫监督机构报告,县级动物防疫监督机构在接到报告后 3 小时内赶赴现场,进行初步确认;同时向当地人民政府报告,并逐级报至省级动物防疫监督机构。省级动物防疫监督机构接到报告后 24 小时内将疫情上报省级人民政府及全国畜牧兽医总站,直至农业部畜牧兽医局。

未经许可,禁止任何单位和个人以任何形式对外发布疫情信息。

76. 疫情报告的内容包括哪些?

疫情报告的内容应包括疫情发生的时间、地点、发病动物品种、日龄、死亡数量、临床表现、实验室初步诊断结果,养禽户的生产和免疫接种情况,已采取的控制措施,疫情报告的单位和个人及其联系方式等。

77. 什么叫疫点、疫区、受威胁区?

疫点是指患病动物所在的地点。一般是指患病禽类所在的禽场(户)或其他有关屠宰、经营单位。如为农村散养,应将其所在的自然村划为疫点。

疫区是指以疫点为中心,半径 3 公里范围内区域。疫区划分时应注意考虑当地的饲养环境和天然屏障(如河流、山脉等)。

受威胁区是指疫区外顺延 5 公里范围内的区域。

78. 对疫区的封锁有哪些措施?

(1)严禁禽类及其产品以及可能受污染的物品运出,在特殊情况下车辆必须出入时,须经所在动物防疫监督机构批准,经严格消毒后,方可出入。

(2)对所有的禽及禽类产品,在动物防疫监督机构的监督指导下进行扑杀及无害化处理。

(3)疫点出入口必须有消毒措施,疫点内所有运载工具、用具、禽舍、屠宰和储藏场所及环境等必须进行严格消毒。动物粪便、垫料、饲料等可能受污染的物品必须在动物防疫监督机构的监督指导下进行无害化处理。

79. 何时才能解除封锁?

疫点内所有禽只及其产品按规定处理后,在当地动物防疫监督机构的监督下,进行彻底消毒。30 天后,经动物防疫监督人员审验,认为可以解除封锁时,由当地畜牧兽医行政管理部门向原发布封锁令的政府申请发布解除封锁令。疫区解除封锁后,要对该区域进行疫情监测,6 个月后如未发现新的疫情,即可宣布该次疫情被扑灭。

80. 疫点周围 3 公里内的家禽为什么要全部扑杀?

按有关规定,疫区是指以疫点为中心,半径 3 公里范围内区域。鉴于禽流感的严重危害性,短时间内对疫区内的家禽进行全面彻底检疫是无法做到的,为了不留后患,必须将疫点周围 3 公里内的家禽全部扑杀。

81. 疫区以外 5 公里内的家禽为什么要进行紧急预防注射?

按有关规定,疫区外顺延 5 公里范围内的区域是受威胁区。为了防止禽流感由疫点向外扩散,必须对疫区周边 5 公里内的家禽进行紧急预防注射,以降低禽类对禽流感病毒的易感性,对尽早全面控制禽流感具有重要意义。

82. 疫区附近 5 公里外的家禽是否安全?

尽管将疫区外顺延 5 公里范围规定为受威胁区,但由于现代交通方式的快捷程度已经超出人们的想象,即使对疫区采用了相当严格的封锁,也很难完全保证禽流感病毒不会向外传播,因此疫区附近 5 公里外的家禽也仅仅是相对安全的,最好也应该进行预防注射。

83. 禽流感疫区家禽应该如何处理?

禽流感是目前威胁世界和我国养禽史上最严重的疫病之一,并具有重要的公共卫生意义。世界卫生组织将该病列为 A 类动物疫病,我国也将其列为一类动物疫病,因此,对于禽流感疫区的家禽应按照《中华人民共和国动物防疫法》执行,对疫区所有发病和假定健康的禽类,都应全部扑杀,对尸体应深埋或焚烧,彻底消毒。

84. 对疫区家禽如何进行无害化处理?

由动物防疫人员对疫区内所有病死禽、被扑杀禽及其禽类产品(包括禽肉、蛋、精液、羽、绒、内脏、骨、血等)、禽类排泄物和被污染或可能被污染的垫料、饲料等进行无害化处理。

将禽类尸体及禽肉、蛋、内脏、骨、羽、绒装入高强度密封塑料袋,用密封防护车运至事先准备好的土坑内(土坑应选择在远离水源、村屯、非耕用地处,土坑大小、深度以装完无害化处理物,上埋 2 米厚土层为准),进行焚烧。彻底焚烧后,再洒入消毒药品充分消毒,填土深埋。将血液、精液装入封闭严实的容器内,加入消毒剂,充分摇匀后,一并放入土坑内深埋。污染的饲料、垫料等物品装入高强度密封塑料袋后,再外套编织袋,一并运至坑内焚烧、消毒、深埋。

85. 禽流感疫区内的家禽能否销售到其他地区?

禽流感疫区内的家禽可能为禽流感病禽,也可能为潜伏期病禽,在这些动物体内可能存在有禽流感病毒,当疫区内的家禽销售到其他地区,就可能将病毒传播给健康家禽,导致疫情扩大。因此,疫区内的家禽应按国家动物防疫法执行,扑杀疫区内的所有易感禽类,彻底消灭传染源,才能控制禽流感。

疫区生产的非禽类食品一般不会携带禽流感病毒,更不会因为食用疫区生产的食品而感染禽流感。当然其前提是这些食品都是正规厂家生产的合格产品。

禽流感病毒具有很强的抵抗力,在冷冻禽肉和骨髓中存活 10 个月,在干骨头或组织中数周禽流感病毒仍有活力,因此应严格防止疫区在封锁期间生产禽肉制品和冷冻制品。

86. 禽流感疫区内健康家禽可否食用？

禽流感疫区内的家禽,有的虽然未发病,表现为健康,但这些家禽可能为潜伏感染,而且也无法进行全部检疫。因此,按国家动物防疫法规定,所有疫区的家禽必须全部扑杀,不允许食用。

87. 禽流感疫区内人员行动是否受限？

禽流感疫区的人员,若非直接接触家禽的人员,对这些人员进行一般性消毒后,其行为不受限制。对于直接接触病禽的人员,应按规定进行严格消毒,并进行隔离观察和医学检查,若未发生感染,则不限制出入。

88. 禽流感疫区内人员健康是否有保障？

禽流感疫区人员,只要不直接接触病禽或患者,健康不会受到威胁。因为从禽流感的流行特点可知,禽流感患者一般均有与禽流感疫源直接密切接触史,禽流感在人与人之间的相互传染的情况至今未得到证实,所以只要是未与禽流感疫源直接接触的疫区人员,健康不会受到威胁,与疫源密切接触者应积极进行医学隔离和观察。对于直接接触者,如果按相关规定进行消毒和做好个人卫生,健康也是有保障的。

89. 禽流感疫区内人员可否食用家禽肉?

禽流感疫区内人员可以食用经卫生部门鉴定合格的疫区外的家禽肉。疫区内人员只要将家禽肉彻底煮熟、煮透,是完全可以食用的。因为禽流感病毒对热的抵抗力比较低,56℃ 30 分钟,60℃ 10 分钟,70℃ 2 分钟即可灭活。建议疫区内人员解除心理障碍,加强营养,可以吃禽类产品。

90. 我国是否已研制出了禽流感疫苗?

我国科技人员经过多年的攻关,目前已研制出了禽用禽流感灭活疫苗。该疫苗经过养鸡场应用,收到了良好的免疫效果。

91. 为什么应用禽流感灭活疫苗更安全?

流感病毒有高致病毒株、低致病毒株和非致病毒株,这些毒株之间经过一定时间,在自然界或一定的动物体内,可能发生基因重组或变异,使无毒力株或低毒力株可能变成高致病力毒株。因此,使用禽流感病毒弱毒疫苗,就有出现毒力返强的可能。所以,对于禽流感疫苗,最好用灭活疫苗或基因工程疫苗。

45

92. 为什么流感在东南亚地区频发?

由于种间障碍禽流感病毒一般不会直接感染人,而是先传染给中间宿主猪(猪的种间障碍比较低,可同时感染人和禽的流感病毒),病毒在中间宿主体内适应后,方可感染人。东南亚地区气候温暖,不仅是候鸟迁徙的必经路线,而且水禽与陆禽、猪混养,使得猪与人和禽尤其是水禽(也包括鸟均呈隐性感染,携带有多种亚型的禽流感病毒)接触比较紧密。另一方面,由于东南亚地区各国经贸关系密切,且在生鸡交易市场检疫力度不够,可能是原因之一。亚洲南部各国边境接壤地区的生鸡市场很多,生鸡跨国界交易时,没有病毒检疫环节,禽流感通过感染病毒的生鸡或生鸡交易者鞋子沾上含有病毒的鸡粪迅速传播到别国的可能性很大。有些国家对养鸡场缺乏监测,没能及早掌握禽流感疫情并采取防范措施,也是禽流感蔓延的重要原因。

93. H7N9 与 H5N1 各有何特点?

46

H7N9 与 H5N1 对比

	H7N9	H5N1
时间	2013 年 3 月至今	2008 年 12 月—2009 年 02 月
特点	1. 目前集中分布在长江下游毗邻的省市 2. 病毒首次在人类身上发现并致人死亡	1. 多数病例有病死禽类接触史或接触活禽经营市场暴露史 2. 感染患者的禽流感 H5N1 病毒为禽源性，大多数人对该病毒不易感染
感染途径	未知	接触病死禽、访问活禽市场
感染样症状	流感样症状，如发热、咳嗽、少痰、可伴有头痛、肌肉酸痛和全身不适，重症患者表现为重症肺炎，体温大多持续在 39℃以上	会有头痛、肌肉痛、发热或者咳嗽等症状，多数伴有严重的肺炎
潜伏期	7 天以内	1～8 天
防治疫苗	尚无人用 H7N9 流感疫苗，初步确定用达菲治疗	中国研制出一种新型人用禽流感冷适应致弱活疫苗，可对人类感染 H5N1 亚型禽流感病毒实现完全保护

47

94. 禽流感与禽霍乱如何鉴别?

临床症状两者不易区别。禽霍乱的病原为巴氏杆菌,其主要症状为突然死亡,鸡冠发绀(紫色),肺出血,实质脏器有出血点。快速鉴别用鸡血液涂片做细菌学检查有无特征明显的巴氏杆菌,用抗生素治疗是否可很快控制病情(禽霍乱能而禽流感不能),即可确诊。

95. 禽流感与新城疫如何鉴别?

禽流感与鸡新城疫的流行特点、症状、病变很相似,可从如下几个方面来鉴别:一般来说高致病性禽流感的潜伏期和病程比目前发生的新城疫为短,新城疫病鸡主要为呼吸困难,嗉囊和口中积液,呼吸困难时的咕咕叫声,典型的神经症状等各种表现,常规的典型病变都较禽流感明显和具有特征性,现场新城疫的紧急免疫效果等,都与禽流感不同。但有的也无明显的不同,两病的准确区别诊断,只能依靠实验室的诊断,最简便、实用的方法是病毒分离和血凝抑制试验(HI),新城疫抗血清抑制不了禽流感病毒的血凝作用。新城疫病毒与禽流感病毒血凝性不同。新城疫病毒能凝集人、豚鼠、小鼠、鸡、鸽及麻雀的红细胞,禽流感病毒不仅能凝集人、豚鼠、小白鼠、鸡、鸽及麻雀的红细胞外,还能凝集新城疫病毒不能凝集的马、驴、骡、绵羊、山羊的红细胞。

96. 禽流感与传染性支气管炎如何鉴别?

传染性支气管炎的病原体为冠状病毒,主要表现为呼吸道症状较轻,气管啰音、喘气,产蛋能力下降,出现软壳蛋和畸形蛋,传播迅速等。传染性支气管炎病理变化主要是支气管内有干酪样栓子或卡他性炎症;卵泡充血、出血、破裂,卵黄液流入腹腔呈黄色浑浊;肾肿大,有尿酸盐沉积;腺胃壁有溃疡等。禽流感为正黏病毒,其临床症状主要表现为鸡冠和肉垂边缘有紫色坏死斑点,腿和跖部鳞片下紫黑色出血,排黄白色粪便等。病理变化主要表现为皮下胶样浸润,腺胃乳头肿大、出血,腺胃与肌胃交界处有出血带;气管有黏稠物;卵黄破裂和萎缩,伴有腹膜炎等。两病的准确诊断,只能依靠实验室病原学和血清学诊断。

97. 禽流感与传染性法氏囊炎如何鉴别?

鸡传染性法氏囊病毒的自然宿主为鸡和火鸡,其他禽类未见感染,鸡是惟一自然感染发病的动物。所有品系的鸡均可发病。3~6 周龄的仔鸡最易感。年龄较大的鸡具有一定抵抗力,小于 3 周龄的雏鸡感染后会产生严重的免疫抑制,且潜伏期短。在易感鸡群中,初发的法氏囊病多呈急性型。通常于感染后第 3 天开始死亡,并于 5~7 天达最高峰,以后逐渐减少。本病突出的表现为发病突然,发病率高,死亡集中发生于很短的几天时间内,且鸡群的康复较为迅速。病死鸡呈现脱水现象,股部和胸部肌肉经常有出血,呈条状或块状。肠黏膜与腺胃有出血,肾脏苍白肿大。法氏囊是本病毒的主要靶器官,变化最为明显。感染初期法氏囊水肿、出血,表面有胶冻状黄色渗出液,表面的纵纹变得明显,颜色由白变成乳白色;至第 4 天肿胀最大,较正常法氏囊大 2～3 倍,法氏囊出血,呈"紫葡萄"样;第 5 天开始恢复正常大小,以后逐渐萎缩,到第 8 天仅为正常大小的 1/3。病理组织学变化主要局限于法氏囊、脾脏、胸腺、哈德腺和盲肠、扁桃体的淋巴结内,以髓状淋巴细胞坏死、变性为特征。根据传染性法氏囊炎的临床症状及病理组织学变化特点,比较容易与禽流感相鉴别。

98. 禽流感与鸡减蛋综合征如何鉴别?

减蛋综合征的自然宿主可能是鸭、鹅,因为鸭、鹅中普遍存在抗体。抗体检测表明,多种野鸭或野生鸟类均可感染。当病毒传播给鸡时,引起鸡的减蛋综合征。鸡减蛋综合征主要发生于 24～26 周龄的产蛋鸡。尽管本病可以水平传播,但垂直传播是主要的传播途径。雏鸡感染不表现任何临床症状,血清抗体也为阴性,但在开产前血清阳转并在产蛋高峰表现明显,因此推测是由于产蛋而活化了病毒。减蛋综合征主要表现为产蛋母鸡群体产蛋突然下降20%～30%,甚至 50%;产无色蛋,薄壳蛋,软壳蛋,无壳蛋混有血液等异物;种蛋孵化率降低,弱雏增多;减蛋持续4～10 周可能恢复正常,剖检变化主要是卵巢发育不良,输卵管萎缩,卵泡软化,子宫及输卵管黏膜炎症等。减蛋综合征只对产蛋禽有明显症状,而对其他禽不表现临床症状,无死亡,通过临床诊断比较容易与禽流感相鉴别。

禽流感鉴别诊断表

病名	病原	临床症状	病理变化
禽流感	正黏病毒	冠和肉垂边缘有紫色坏死斑点,腿和跖部鳞片下紫黑色出血,拉黄白色粪便	皮下胶样浸润,腺胃乳头肿大、出血,腺胃与肌胃交界处有出血带;气管有黏稠物;卵黄破裂和萎缩,伴有腹膜炎
新城疫	副黏病毒	沉郁、扭头、口吐酸水,排黄绿色粪便,产蛋量下降,神经症状,湿性啰音	腺胃乳头出血,肌胃角质膜枣核状出血和溃疡灶,泄殖腔弥漫性出血,气管内环状出血
传染性支气管炎	冠状病毒	呼吸道症状较轻,气管啰音、喘气,产蛋量下降,出现软壳蛋和畸形蛋,传播迅速	支气管内有干酪样栓子或卡他性炎症;卵泡充血、出血、破裂,卵黄液流入腹腔呈黄色浑浊;肾肿大,有尿酸盐沉积;腺胃壁有溃疡
传染性法氏囊炎	双RNA病毒	食欲减退,闭目呆立,羽毛蓬乱,排白色或水样粪便	肌肉有出血点,法氏囊肿大出血呈紫葡萄状

病名	病原	临床症状	病理变化
减蛋综合征	腺病毒	产软皮蛋,蛋壳退色畸形蛋,产蛋量下降可达50%。其他无明显变化	卵巢和输卵管萎缩,子宫黏膜水肿,输卵管狭小,卵泡软化
禽霍乱	巴氏杆菌	剧烈腹泻,不喜活动,呼吸困难,冠和肉髯肿胀呈紫色,鸭俗称"摇头瘟"	呈败血症变化,心外膜、心冠脂肪有出血点、肝肿大,有出血点和坏死灶,产蛋鸡卵巢出血甚至破裂

99. 我国禽流感的检测水平怎样?

我国自己生产的禽流感诊断试剂盒已经比较成熟,并已分发给各省的动物防疫部门,而且我国近几年也加大了对于家禽及其产品的监测力度。同时也对水禽候鸟,如麻雀、野鸭、鸥鸫等禽类进行了监测。另外,我国研究单位研制出了非常有效的疫苗。这些疫苗多为灭活疫苗,在实验室的保护率非常高,能够达到100%。

100. 历史上有文献记载的全球性人畜共患传染病(病原体)有哪些?

(1)鼠疫:出现时间公元6世纪。

出现地:拜占庭皇帝查士丁尼大帝统治时代的埃及或埃塞俄比亚,因而被叫做"查士丁尼瘟疫",第一次出现就几乎遍及全世界。后被称为"黑死病"。

传播动物:鼠。由鼠的寄生虫跳蚤传播给人。病死率
30%～100%。

历史上记载过3次鼠疫的世界性大流行,第1次发生
几乎遍及全世界,意大利佛罗伦萨就有将近10万人丧生。
第2次发生于14世纪,波及整个欧洲、亚洲和非洲北部。
第3次发生于1894年,于1900年流传到32个国家。自
1940年以后,较小范围的流行仍在世界上不断发生。

(2)炭疽:出现时间19世纪。

出现地:多发生于农牧业地区,包括拉丁美洲、南欧、
东欧、亚洲、非洲、加勒比海和中东地区。人感染炭疽,主
要是由于职业的关系与病畜或染菌的产品接触所造成的。

传播动物:牛、羊、骆驼、骡等食草动物。经常与牲畜
接触的人,如牧民、兽医、肉类皮毛加工的工人常患皮肤炭
疽,又被称为工业性炭疽,其虽是无痛的溃疡,但非常难以
治愈。而肠、肺、败血型和脑膜型炭疽均病情凶险,起病迅
速,患者可于2～4天死亡。病死率20%。

(3)埃博拉病毒:出现时间1976年。

出现地:非洲刚果民主共和国,名字源于刚果境内的
一条河流名。此后,这种神秘的病毒先后出现在加蓬、苏
丹、象牙海岸,甚至英国。

传播动物:尚未确定,怀疑是啮齿类动物。最近,刚果

西北部与加蓬接壤地区再次大规模暴发致命的埃博拉病毒。据最新消息,已经有 100 多人因埃博拉病毒致死。据刚果卫生部长对媒体公布的消息称,此次埃博拉病毒暴发的原因是当地居民食用了附近森林里死去的灵长类动物。

埃博拉病毒的症状十分恐怖。感染者发高热,肌肉疼痛无比,体内的心脏、肝脏等内部器官开始糜烂成半液体的块状,最后患者眼睛、嘴、鼻子和肛门大量出血,全身皮肤毛孔浸满污血而死。埃博拉病毒极易通过患者的血液、精液、尿液和汗液传播,一般潜伏期为 3 周。发病初期的症状极具迷惑性,容易被医生误认为是普通的发热或者麻疹。病死率 50%~90%。

埃博拉病毒首度暴发就显现出巨大的杀伤力,夺走了 270 条性命,不过当时没有人知道这究竟是何种病毒。埃博拉病毒第 2 次大暴发是在 1995 年,有 245 人死于非命。在发现埃博拉病毒的 20 多年时间里,全世界死于这种可怕病毒的人大约有 1 万人。事实上,由于这种病毒多发生在非洲偏僻地区,所以实际死亡的人数可能远大于这一数字。

(4)艾滋病:出现时间 1980 年 10 月。

出现地:美国加州洛杉矶分校医院收治了 5 个年轻男同性恋病例,这几起病例后被证实为一种有史以来从未有过的疾病——命名为"获得性免疫缺陷综合征"(AIDS)。

传播动物:仍不是十分明确。科研人员很可能找到了该病毒的自然宿主,或者至少是宿主之一——生活在非洲的绿猴或称非洲猴。传统的观点是,艾滋病病人是因吃了含有艾滋病病毒的猴肉或猩猩等动物的肉而致病的。但这一理论的缺陷是,艾滋病是通过血液及体液感染的,饮食途径学说并不准确。后有推测,由于非洲炎热的气候和潮湿的居住环境,各种人畜共患的传染性疾病在该地区的流行发展迅猛且很顽固。不过,如果追溯该地区这种传染因素,最早的年代可能远远长于艾滋病流行的历史,使得这一观点也有令人怀疑之处。1999 年德国 3 位生化学家的最新研究认为,野生猴或猩猩中确有大量感染了艾滋病病毒,但其本身不会发病,而当它们被猎杀出售时,吸血的马厩蝇就可将艾滋病毒转移到人的体内而致病,另一个可能则是这种吸血蝇叮咬艾滋病病猴后再叮咬人而传染。迄今至少已有3 600万病例。病死率61%。

(5)疯牛病:出现时间 1985 年。

出现地:1985 年 4 月,在英国出现首例。10 年来,这种病迅速蔓延,波及世界其他国家,如法国、爱尔兰、加拿大、丹麦、葡萄牙、瑞士、阿曼和德国等。据考察发现,这些国家有的是因为进口牛肉引起的。2001 年 9 月 22 日,日本确认了亚洲首例疯牛病。继而美国也发现首例疯牛病,全球曾一度陷入疯牛病恐慌。

传播动物:牛。除直接接触牛中枢神经组织的特殊情形外(含手术器械等医疗用品),人的血液和消化道是疯牛病病毒的主要传染途径。到目前为止至少有 125 人死于此病,因为无药可治,医学界至今未能找到导致此病的根源,病死率几乎为 100%。

(6)亨德拉病毒:出现时间 1994 年 9 月。

出现地:澳大利亚东岸昆士兰省首府布里斯班尼近郊的亨德拉镇。一个赛马场发生了一种导致赛马急性呼吸道综合征的疾病,这种疾病的典型特征是严重的呼吸困难和高病死率,还表现为人接触性感染,14 匹赛马和 1 人死亡。病原体被分离鉴定后,证明是副黏病毒科家族中的一员,最初被命名为马麻疹病毒,后被命名为亨德拉病毒。

传播动物:狐蝠。亨德拉病毒出现后,当地对 5 000 多只家养动物进行了抗体检测,没发现有抗亨德拉病毒的抗体。后来,调查的目标转到了能在发病地区之间活动的野生动物,发现黑狐蝠、灰头狐蝠、小红狐蝠、眼圈狐蝠 4 种狐蝠体内具有抗亨德拉病毒的抗体。此后,又在一只怀孕的灰头狐蝠生殖道内分离到亨德拉病毒。对昆士兰的 1 043 个狐蝠样本进行血清学检测,发现 47% 的样本呈亨德拉病毒阳性反应。抗体监测发现狐蝠体内的抗体水平与疾病的地方流行性相一致,预示狐蝠处于感染的亚临床状态。虽然没有发现病毒从狐蝠直接传播给马,但实验室感染证实这种方式是可能的。最可能的传播途径就是马采食了携带病毒的狐蝠胎儿组织或被污染的牧草所致。在昆士兰,马群的发病时间正好与狐蝠的繁殖季节相重叠,而且从实验室感染和自然感染的狐蝠胎儿组织中分别分离到亨德拉病毒,进一步支持了这一推测。其次,马由于采食狐蝠吃剩的果实而感染也是发病的原因之一,病毒在马群中的传播是通过感染的尿液或鼻腔分泌物,人由于与病马接触而感染。病死率30%～60%。

(7)禽流感:出现时间1878年。

出现地:最早在1878年意大利发生过这种后来被称为"禽流感"的鸡瘟,而经济损失最严重的一次禽流感(H5N5)暴发于1983年美国宾夕法尼亚州等地区,美国政府为此共花费了6000多万美元,间接经济损失估计达3.49亿美元。在这些暴发期都只是家禽死亡,而在1997年亚洲等地的禽流感暴发中已有人被传染并死亡,科研人员发现,已经有渠道使病毒从鸡传播到人。

传播动物:鸡、鸭、鸽子等。病死率33.3%。

(8)尼巴病毒:出现时间1998年9月—1999年4月。

出现地:在马来西亚首次暴发。先是猪群中大范围暴发,后传播给人,患者均为猪场或屠宰场工人。采集死亡患者脑脊液检查,RT-PCR证实为一种类似亨德拉病毒样病毒,但临床及流行病学均与亨德拉病毒不同,认为是一种新的病毒,取名为尼巴病毒。

传播动物:狐蝠。鉴于尼巴病毒与亨德拉病毒有很近的亲缘关系,所以蝙蝠就成了首要的监测目标。马来西亚蝙蝠种类多样,包括至少13种食果蝙蝠和60多种食虫蝙蝠。对14个种324只蝙蝠血清进行检测,其中5个种(包括1种食虫蝙蝠)的21只蝙蝠有尼巴病毒中和抗体。后来又从黑喉狐蝠尿液内分离到尼巴病毒,进一步证实了狐蝠就是尼巴病毒的自然宿主。

对尼巴病毒的研究结果表明,这场病毒的暴发很可能与砍伐森林密切相关:森林面积减小、食物不足,迫使狐蝠从传统的森林生境中迁移到森林边缘附近的果园取食;而马来西亚有许多养猪场与果园毗邻,狐蝠污染的果实掉落到地上,被猪吃掉,从而把致命的病毒带到人类社会。

症状:表现为起病急、发热、头痛、行为改变、肌痉挛、心动过速,接着,患者开始昏迷,神经症状和体征进行性恶化,呼吸极度困难,不可逆性低血压及峰形发热。典型病人从发病到死亡仅6天。大部分患者为脑炎症状,少数出现非典型肺炎症状。病死率50%左右。传播导致成千上万头猪死亡,并在几周内传染给人,所感染的276人中有105人死亡。

(9)猴痘:再度出现时间2003年5月。

出现地:美国中西部3个州一共出现了至少33例猴

痘可疑病例。1958年,科学家首次在实验室发现猴子体内存在猴痘病毒,这种病毒还可以感染很多种鼠和兔,而地松鼠则是猴痘病毒的重要宿主。1970年,科学家在非洲首次发现,有人感染了猴痘病毒,其症状和天花类似,2003年猴痘在美国再度出现,并在小范围流行。

传播动物:岗比亚土拨鼠。根据美国卫生部门的追踪调查,目前美国猴痘患者几乎都密切接触过一种名为"草原犬鼠"的宠物,这是美国中西部平原上常见的野生啮齿动物。卫生部门发现,美国伊利诺伊州的一个宠物批发商养的1只岗比亚大鼠,最先将猴痘病毒传染给了草原犬鼠。这些草原犬鼠随后被提供给威斯康星州的两家宠物店,并被一些顾客买走。其中的部分草原犬鼠有可能已流入了美国其他一些州。死亡率10%左右。

附录 A 《人感染 H7N9 禽流感诊疗方案》

（2013 年第 1 版）

国家卫生和计划生育委员会

人感染 H7N9 禽流感是由 H7N9 亚型禽流感病毒引起的急性呼吸道传染病。自 2013 年 2 月以来，上海市、安徽省、江苏省先后发生不明原因重症肺炎病例，其中确诊人感染 H7N9 禽流感 3 例，2 例死亡。3 例均为散发病例，目前尚未发现 3 例病例间有流行病学关联。

一、病 原 学

禽流感病毒属正黏病毒科甲型流感病毒属。禽甲型流感病毒颗粒呈多形性，其中球形直径 80～120nm，有囊膜。基因组为分节段单股负链 RNA。依据其外膜血凝素（H）和神经氨酸酶（N）蛋白抗原性不同，目前可分为 16 个 H 亚型（H1～H16）和 9 个 N 亚型（N1～N9）。禽甲型流感病毒除感染禽外，还可感染人、猪、马、水貂和海洋哺乳动物。可感染人的禽流感病毒亚型为 H5N1、H9N2、H7N7、H7N2、H7N3，此次报道的为人感染 H7N9 禽流感病毒。该病毒为新型重配病毒，其内部基因来自于 H9N2 禽流感病毒。

禽流感病毒普遍对热敏感，对低温抵抗力较强，65℃加热 30 分钟或煮沸（100℃）2 分钟以上可灭活。病毒在较低温度粪便中可存活 1 周,在 4℃水中可存活 1 个月,对酸性环境有一定抵抗力,在 pH4.0 的条件下也具有一定的存活能力。在有甘油存在的情况下可保持活力 1 年以上。

二、流行病学

(一)传染源。目前尚不明确,根据以往经验及本次病例流行病学调查,推测可能为携带 H7N9 禽流感病毒的禽类及其分泌物或排泄物。

(二)传播途径。经呼吸道传播,也可通过密切接触感染的禽类分泌物或排泄物等被感染,直接接触病毒也可被感染。现尚无人与人之间传播的确切证据。

(三)易感人群。目前尚无确切证据显示人类对 H7N9 禽流感病毒易感。现有确诊病例均为成人。

(四)高危人群。现阶段主要是从事禽类养殖、销售、宰杀、加工业者,以及在发病前 1 周内接触过禽类者。

三、临床表现

根据流感的潜伏期及现有 H7N9 禽流感病毒感染病例的调查结果,潜伏期一般为 7 天以内。

(一)一般表现。

患者一般表现为流感样症状,如发热,咳嗽,少痰,可伴有头痛、肌肉酸痛和全身不适。重症患者病情发展迅速,表现为重症肺炎,体温大多持续在 39℃以上,出现呼吸困难,可伴有咯血痰;可快速进展出现急性呼吸窘迫综合征、纵隔气肿、脓毒症、休克、意识障碍及急性肾损伤等。

(二)实验室检查。

1. 血常规。白细胞总数一般不高或降低。重症患者多有白细胞总数及淋巴细胞减少,并有血小板降低。

2. 血生化检查。多有肌酸激酶、乳酸脱氢酶、天门冬氨酸氨基转移酶、丙氨酸氨基转移酶升高,C反应蛋白升高,肌红蛋白可升高。

3. 病原学检测。

(1)核酸检测。对患者呼吸道标本(如鼻咽分泌物、口腔含漱液、气管吸出物或呼吸道上皮细胞)采用 real time PCR(或 RT－PCR)检测到 H7N9 禽流感病毒核酸。

(2)病毒分离。从患者呼吸道标本中分离 H7N9 禽流感病毒。

(三)胸部影像学检查。发生肺炎的患者肺内出现片状影像。重症患者病变进展迅速,呈双肺多发磨玻璃影及肺实变影像,可合并少量胸腔积液。发生 ARDS 时,病变分布广泛。

(四)预后。人感染 H7N9 禽流感重症患者预后差。影响预后的因素可能包括患者年龄、基础疾病、合并症等。

四、诊断与鉴别诊断

(一)诊断。根据流行病学接触史、临床表现及实验室检查结果,可作出人感染 H7N9 禽流感的诊断。在流行病学史不详的情况下,根据临床表现、辅助检查和实验室检测结果,特别是从患者呼吸道分泌物标本中分离出 H7N9 禽流感病毒,或 H7N9 禽流感病毒核酸检测阳性,可以诊断。

1. 流行病学史。发病前1周内与禽类及其分泌物、排泄物等有接触史。

2. 诊断标准。

(1)疑似病例:符合上述临床症状及血常规、生化及胸部影像学特征,甲型流感病毒通用引物阳性并排除了季节性流感,可以有流行病学接触史。

(2)确诊病例:符合疑似病例诊断标准,并且呼吸道分泌物标本中分离出 H7N9 禽流感病毒或 H7N9 禽流感病毒核酸检测阳性。

重症病例:肺炎合并呼吸功能衰竭或其他器官功能衰竭者为重症病例。

(二)鉴别诊断。应注意与人感染高致病性 H5N1 禽流感、季节性流感(含甲型 H1N1 流感)、细菌性肺炎、传染性非典型肺炎(SARS)、新型冠状病毒肺炎、腺病毒肺炎、衣原体肺炎、支原体肺炎等疾病进行鉴别诊断。鉴别诊断主要依靠病原学检查。

五、治 疗

(一)对临床诊断和确诊患者应进行隔离治疗。

(二)对症治疗。可吸氧、应用解热药、止咳祛痰药等。

(三)抗病毒治疗。应尽早应用抗流感病毒药物。

1. 神经氨酸酶抑制剂:可选用奥司他韦(Oseltamivir)或扎那米韦(Zanamivir),临床应用表明对禽流感病毒 H5N1 和 H1N1 感染等有效,推测对人感染 H7N9 禽流感病毒应有效。奥司他韦成人剂量 75mg,每日两次,重症者剂量可加倍,疗程 5-7 天。扎那米韦成人剂量 10mg,每日两次吸入。

2. 离子通道 M2 阻滞剂:目前实验室资料提示金刚烷胺(Amantadine)和金刚乙胺(Rimantadine)耐药,不建议单独使用。

(四)中医药治疗。

1. 疫毒犯肺,肺失宣降

症状:发热,咳嗽,少痰,头痛,肌肉关节疼痛。

治法:清热宣肺。

参考处方:

桑叶　金银花　连翘　炒杏仁　生石膏　知母　芦根　青蒿　黄芩　生甘草

水煎服,每日1—2剂,每4—6小时口服一次。

加减:咳嗽甚者加枇杷叶、浙贝母。

中成药:可选择疏风解毒胶囊、连花清瘟胶囊、清开灵注射液。

2. 疫毒壅肺,内闭外脱

症状:高热,咳嗽,痰少难咯,憋气,喘促,咯血,四末不温,冷汗淋漓,躁扰不安,甚则神昏谵语。

治法:清肺解毒,扶正固脱。

参考处方:

炙麻黄　炒杏仁　生石膏　知母　鱼腥草　黄芩

炒栀子　虎杖山萸肉　太子参

水煎服,每日1—2剂,每4—6小时口服或鼻饲一次。

加减:高热、神志恍惚、甚至神昏谵语者,上方送服安宫牛黄丸;肢冷、汗出淋漓者加人参、炮附子、煅龙骨、煅牡蛎;咯血者加赤芍、仙鹤草、侧柏叶;口唇紫绀者加三七、益母草、黄芪、当归尾。

中成药:可选择参麦注射液、生脉注射液。

(五)加强支持治疗和预防并发症。注意休息、多饮水、增加营养,给易于消化的饮食。密切观察,监测并预防并发症。抗菌药物应在明确继发细菌感染时或有充分证据提示继发细菌感染时使用。

(六)重症患者的治疗。重症患者应入院治疗,对出现呼吸功能障碍者给予吸氧及其他相应呼吸支持,发生其他并发症的患者应积极采取相应治疗。

1. 呼吸功能支持

(1)机械通气:重症患者病情进展迅速,可较快发展为急性呼吸窘迫综合征(ARDS)。在需要机械通气的重症病例,可参照 ARDS 机械通气的原则进行。

①无创正压通气:出现呼吸窘迫和(或)低氧血症患者,早期可尝试使用无创通气。但重症病例无创通气疗效欠佳,需及早考虑实施有创通气。

②有创正压通气:鉴于部分患者较易发生气压伤,应当采用 ARDS 保护性通气策略。

(2)体外膜氧合(ECMO):传统机械通气无法维持满意氧合和(或)通气时,有条件时,推荐使用 ECMO。

(3)其他:传统机械通气无法维持满意氧合时,可以考虑俯卧位通气或高频振荡通气(HFOV)。

2. 其他治疗　在呼吸功能支持治疗的同时,应当重视其他器官功能状态的监测及治疗;预防并及时治疗各种并发症,尤其是医院获得性感染。

六、其　他

严格规范收治人感染 H7N9 禽流感患者医疗机构的医院感染控制措施。遵照标准预防的原则,根据疾病传播途径采取防控措施。具体措施依据《人感染 H7N9 禽流感医院感染预防与控制技术指南(2013 年版)》的相关规定。

附录 B 《动物 H7N9 禽流感
紧急监测方案》

2013 年 4 月 9 日农业部印发

一、监测目的

掌握了解 H7N9 禽流感病毒在动物群体中的来源、宿主范围、传播途径和危害程度;为及时清除动物群体中的 H7N9 禽流感病原提供科学依据。

二、监测范围

(一)核心监测区

已发生人感染 H7N9 禽流感病例和经国家禽流感参考实验确诊有动物 H7N9 禽流感阳性的省份。

(二)重点监测区

与核心监测区相邻的省份。

(三)一般监测区

上述两类监测区以外的省份。

三、监测对象

鸡、水禽(鸭、鹅)和人工饲养的鸽子、鹌鹑等;野生禽类;生猪。

四、监测数量

(一)活禽交易市场

每个市场采集不少于30只家禽的对应血样、咽喉和泄殖腔拭子,尽可能覆盖多种家禽和多个摊位。

核心监测区每省采集所有活禽交易市场,重点监测区每个县(市、区)至少采集1个活禽交易市场,一般监测区每个地(市、州)至少采集1个活禽交易市场。

(二)家禽屠宰场

每个家禽屠宰场采集3个以上家禽群体,每个家禽群体采集30只家禽的对应血样、咽喉和泄殖腔拭子。

核心监测区每省采集所有家禽屠宰场,重点监测区每省至少采集10个家禽屠宰场,一般监测区每省至少采集5个家禽屠宰场。

(三)家禽养殖场(村)

每个家禽养殖场(村)采集不少于30只家禽的对应血样、咽喉和泄殖腔拭子,尽可能覆盖多个养禽舍(户)。

核心监测区每个县(市、区)至少采集30个家禽养殖场(村);重点监测区每省至少采集20个家禽养殖场(村);一般监测区每省至少采集10个家禽养殖场(村)。

一旦家禽养殖场(村)采集样品的病原学检测结果阳性的,对该场(村)所在县域的所有家禽养殖场(村)进行监测。

(四)野生禽类栖息地

收集野生禽类新鲜粪便。对能捕获到的野生禽类采集咽喉和泄殖腔拭子。

(五)生猪屠宰场

每个屠宰场采集生猪鼻腔拭子不少于30份。核心监测区每省至少采集 20 个屠宰场,重点监测区每省至少采集 10 个屠宰场,一般监测区每省至少采集 5 个屠宰场。

(六)其他

各省自行确定上述场点的环境样品采样数量。

五、检测方法

(一)血清学检测

采用血凝抑制(HI)试验,检测血清中 H7 亚型禽流感病毒血凝素抗体。具体操作参照《高致病性禽流感诊断技术》(GB/T 18936－2003)中 HI 试验进行,HI 抗体水平≥24,结果判定为阳性。

(二)病原学检测

采用农业部推荐的 RT-PCR 或荧光 RT-PCR 检测方法,检测咽喉和泄殖腔拭子样品 H7 亚型禽流感病毒 HA 基因片段。按照推荐试剂(盒)的使用说明进行。

六、监测时间

力争 2013 年 4 月底前完成。

七、任务分工

农业部兽医局负责组织实施,中国动物疫病预防控制中心负责工作协调和数据汇总分析,国家禽流感参考实验室负责提供技术支持和诊断试剂供应。

省级兽医主管部门负责组织实施本辖区的监测工作,省级动物疫病预防控制机构负责病原学检测工作,市县两级动物疫病预防控制机构负责血清学检测工作,也可委托相关单位进行检测。

八、有关要求

（一）对阳性结果实行快报制度。市县两级动物疫病预防控制机构血清学检测到阳性样品，送省级动物疫病预防控制机构进行病原学检测，阳性结果 2 小时内报告同级兽医主管部门。省级动物疫病预防控制机构 1 小时内将阳性结果报省级兽医主管部门和中国动物疫病预防控制中心，24 小时内将阳性样品送国家禽流感参考实验室。中国动物疫病预防控制中心 1 小时内将情况报农业部兽医局。国家禽流感参考实验室确诊后立即报农业部兽医局。

（二）对监测情况实行周报告制度。各省动物疫病预防控制机构每周一 10 点前通过全国动物疫病监测与疫情信息系统将监测结果汇总报告至中国动物疫病预防控制中心。中国动物疫病预防控制中心每周一 12 点前将汇总结果报农业部兽医局，同时抄送中国动物卫生与流行病学中心。

（三）开展回溯性监测。中国动物疫病预防控制中心、中国动物卫生与流行病学中心和各省动物疫病预防控制机构对 2012 年 1 月以来保存的相关样品，开展 H7 亚型禽流感的回溯性监测。

（四）做好样品采集记录。规范填写采样记录单，确保记录真实、准确、可追溯。所有样品要逐级履行登记、审核、签字、盖章制度。

（五）规范处置阳性情况。监测发现阳性的，严格按照《动物 H7N9 禽流感应急处置指南（试行）》进行处置。

附录 C 《动物 H7N9 禽流感 应急处置指南》

（试行）

2013 年 4 月 9 日农业部印发

一、适用范围

本指南规定了动物 H7N9 禽流感的阳性确认、处置、紧急流行病学调查和人员防护。

二、阳性确认

H7 亚型反转录-聚合酶链反应（RT-PCR）或荧光反转录-聚合酶链反应（荧光 RT-PCR）检测结果阳性的，为 H7 亚型禽流感病毒感染阳性。

省级动物疫病预防控制机构诊断为 H7 亚型禽流感病毒感染疑似阳性的，送国家禽流感参考实验室对结果进行复核。国家禽流感参考实验室开展复核和其他相关工作后，进行确诊。农业部根据最终确诊结果，确认 H7 亚型禽流感病毒感染阳性。

三、阳性处置

感染群指阳性样品被采动物所在的动物群体，包括以下三种类型,一是养殖场的同栋动物,二是活禽交易市场的同场禽类,三是农村散养的同户禽类。

经省级动物疫病预防控制机构诊断为 H7 亚型禽流感病毒疑似阳性的,限制感染群所在场(村)的所有动物移动。

经农业部确认为 H7 亚型禽流感病毒感染阳性的,对感染群的所有动物进行扑杀,对扑杀动物及其产品进行无害化处理,对感染群所在场(村)的内外环境实施严格的消毒措施,对污染物或可疑污染物进行无害化处理,对污染的场所和设施进行彻底消毒。感染群在交易市场或屠宰场的,应立即关闭该交易市场或屠宰场。经省级兽医主管部门与有关部门共同分析评估合格后,方可开放交易市场或屠宰场。

同场(村)中感染群以外的其他动物,在感染群处置后再次进行监测,直至监测无感染阳性后才允许移动。

四、紧急流行病学调查

对 H7 亚型禽流感病毒感染阳性的,参照《高致病性禽流感流行病学调查规范》,进行紧急流行病学调查和病原学研究。

五、人员防护

在应急处置中,人员防护严格按《高致病性禽流感人员防护技术规范》执行。

附录 D 中国人感染禽流感事件回顾

时间	地区	类型	年龄	感染经历	密切接触者	治疗
2013-02-10	贵州	H5N1	21岁	发病前存在明确禽类接触史	密切接触者均未出现异常症状	死亡
2013-02-10	贵州	H5N1	31岁	发病前存在明确禽类接触史	密切接触者均未出现异常症状	死亡
2012-01-19	贵州	H5N1	39岁	/	71名密切接触者均未出现异常症状	死亡
2011-12-31	深圳	H5N1	39岁	病前一个月无明确家禽接触史，无外出史	120名密切接触者均未出现异常症状	死亡
2010-11-17	香港	H5N1	59岁	丈夫与女儿一起到访上海、杭州和南京，在内地期间曾到过菜市场，自述无禽类接触史	患者60岁丈夫曾出现流鼻水及咳嗽带痰等症状，现已康复；其女儿则无病征。	/
2010-06-04	湖北	H5N1	22岁	患者发病前曾有病死家禽接触史	密切接触者未发现异常临床表现	死亡
2009-01-31	湖南	H5N1	21岁	患者发病前曾接触过死家禽	密切接触者未出现异常临床表现	好转
2009-01-26	广西	H5N1	18岁	患者发病前曾接触过病死家禽	密切接触者未出现异常临床表现	死亡
2009-01-24	贵州	H5N1	29岁	患者发病前有活禽市场暴露史	125名密切接触者未见异常	好转

时间	地区	类型	年龄	感染经历	密切接触者	治疗
2009-01-19	贵州	H5N1	16岁	患者发病前曾接触过病死家禽	密切接触者未出现异常临床表现	死亡
2009-01-18	山东	H5N1	27岁	经常接触鸭血、鸡肉等禽畜产品	147名密切接触者未出现异常临床表现	死亡
2009-01-17	山西	H5N1	3岁	有活禽市场暴露史,其母亲因重症肺炎死亡	67名密切接触者未出现异常症状	治愈
2009-01-06	北京	H5N1	19岁	曾宰杀后的鸭子拔过毛	116名密切接触者中,1名护士出现过发热后恢复正常,其余未见异常	死亡
2008-02-26	广东	H5N1	44岁	患者在发病前曾接触病死家禽	83名密切接触者未出现异常临床表现	死亡
2007-12-07	江苏	H5N1	52岁	其子5天前确诊人禽流感	密切接触者未出现异常临床表现	好转
2007-12-02	江苏	H5N1	24岁	患者无病死家禽接触史	其父5天后发病,确认人禽流感	死亡
2007-05-24	军队	H5N1	19岁	/	密切接触者中未发现异常临床表现	死亡
2007-02-28	福建	H5N1	44岁	患者曾宰食病鸡	/	治愈
007-01-08	安徽	H5N1	37岁	患者为农民,但家里不养鸡鸭	密切接触者中未发现异常临床表现	治愈
2006-08-14	新疆	H5N1	62岁	无外出史,无人禽流感病例密切接触史及病死禽畜密切接触史	/	死亡
2006-04-27	四川	H5N1	8岁	患者发病前家中曾有家禽死亡现象	密切接触者中未发现异常临床表现	/

73

（续 表）

时间	地区	类型	年龄	感染经历	密切接触者	治疗
2006-04-18	湖北	H5N1	21岁	接触禽只儿率极小	密切接触者中未发现异常临床表现	死亡
2006-03-24	上海	H5N1	29岁	购买死鸡两只并食用	密切接触者中未发现异常临床表现	死亡
2006-03-05	广东	H5N1	32岁	患者发病前曾多次到农贸市场，在宰杀活禽摊点附近长时间逗留	密切接触者中未发现异常临床表现	死亡
2006-02-25	浙江	H5N1	9岁	患者发病前两次到过外地亲戚家（安徽），亲戚家在此期间曾出现病死鸡现象	密切接触者中未发现异常临床表现	死亡
2006-02-25	安徽	H5N1	26岁	患者发病前有病死禽接触史	/	治愈
2006-02-10	湖南	H5N1	20岁	患者发病前曾参与自家活禽的宰杀	密切接触者中未发现异常临床表现	死亡
2006-02-08	福建	H5N1	26岁	发病前曾吃卤鸭	密切接触者中未发现异常临床表现	好转
2006-01-23	四川	H5N1	29岁	/	密切接触者中未发现异常临床表现	死亡
2006-01-18	四川	H5N1	35岁	从事家禽宰杀工作，与死者共同居住在一个大院的8个农户家有病死家禽	密切接触者中未发现异常临床表现	死亡
2005-12-29	福建	H5N1	41岁	患者女儿称"有鸟粪掉到了我头上，妈妈带我弄了一下"；厂区有病死家禽	密切接触者中未发现异常临床表现	死亡

时间	地区	类型	年龄	感染经历	密切接触者	治疗
2005-12-15	江西	H5N1	35岁	户养鸽;患者常去农贸市场内有5户养鸽	密切接触者中未发现异常临床表现	死亡
2005-12-06	广西	H5N1	10岁	患者所居住的村发生鸭禽流感疫情	110名密切接触者中未发现异常临床表现	/
2005-11-23	安徽	H5N1	35岁	患者家里之前死掉了几只鸡,后来把鸡杀了全家吃了	密切接触者中未发现异常临床表现	死亡
2005-11-16	安徽	H5N1	24岁	患者发病前有病死禽接触史	密切接触者中未发现异常临床表现	死亡
2005-11-16	湖南	H5N1	9岁	患者发病前1至2周,家中饲养的鸡、鸭出现死亡,曾接触病死鸡鸭	患者12岁的姐姐在其发病前两天有发热,肺炎表现,10日后死亡。专家组推断为禽流感,但H5N1抗体为阴性	治愈
2003-11	军队	H5N1	24岁	患者发病前有病死家禽接触史,其居住的村发生H5N1高致病性禽流感疫情	/	死亡
1997-08	香港	H5N1	3岁	全球首例人感染H5N1个案。在随后的几个月中共18人感染禽流感病毒,6人死亡	/	死亡

附录 E 中华人民共和国动物防疫法

第一章 总 则
第二章 动物疫病的预防
第三章 动物疫病的控制和扑灭
第四章 动物和动物产品的检疫
第五章 动物防疫监督
第六章 法律责任
第七章 附 则

1997 年 7 月 3 日第八届全国人民代表大会常务委员会第二十六次会议通过

中华人民共和国主席令（第八十七号）

《中华人民共和国动物防疫法》已由中华人民共和国第八届全国人民代表大会常务委员会第二十六次会议于 1997 年 7 月 3 日通过,现予公布,自 1998 年 1 月 1 日起施行。

中华人民共和国主席 江泽民
1997 年 7 月 3 日

中华人民共和国动物防疫法

1997 年 7 月 3 日第八届全国人民代表大会常务委员会第二十六次会议通过

第一章 总 则

第一条 为了加强对动物防疫工作的管理,预防、控制和扑灭动物疫病,促进养殖业发展,保护人体健康,制定本法。

第二条 本法适用于在中华人民共和国领域内的动物防疫活动。进出境动物、动物产品的检疫,适用《中华人民共和国进出境动植物检疫法》。

第三条 本法所称动物,是指家畜家禽和人工饲养、合法捕获的其他动物。

本法所称动物产品,是指动物的生皮、原毛、精液、胚胎、种蛋以及未经加工的胴体、脂、脏器、血液、绒、骨、角、头、蹄等。

本法所称动物疫病,是指动物传染病、寄生虫病。

本法所称动物防疫,包括动物疫病的预防、控制、扑灭和动物、动物产品的检疫。

第四条 动物屠宰,依照本法对其胴体、头、蹄和内脏实施检疫、监督。经检疫合格作为食品的,其卫生检验、监督,依照《中华人民共和国食品卫生法》的规定办理。

第五条 国家对动物疫病实行预防为主的方针。

第六条 国务院畜牧兽医行政管理部门主管全国的动物防疫工作。

县级以上地方人民政府畜牧兽医行政管理部门主管本行政区域内的动物防疫工作。

县级以上人民政府所属的动物防疫监督机构实施动物防疫和动物防疫监督。

军队的动物防疫监督机构负责军队现役动物及军队饲

养自用动物的防疫工作。

第七条 各级人民政府应当加强对动物防疫工作的领导。

第八条 国家鼓励、支持动物防疫的科学研究，推广先进的科学研究成果，普及动物防疫的科学知识，提高动物防疫水平。

第九条 在动物防疫工作、动物防疫科学研究中做出成绩和贡献的单位和个人，由人民政府或者畜牧兽医行政管理部门给予奖励。

第二章 动物疫病的预防

第十条 根据动物疫病对养殖业生产和人体健康的危害程度，本法规定管理的动物疫病分为下列三类：

（一）一类疫病，是指对人畜危害严重、需要采取紧急、严厉的强制预防、控制、扑灭措施的；

（二）二类疫病，是指可造成重大经济损失、需要采取严格控制、扑灭措施，防止扩散的；

（三）三类疫病，是指常见多发、可能造成重大经济损失、需要控制和净化的。

前款三类疫病的具体病种名录由国务院畜牧兽医行政管理部门规定并公布。

第十一条 国务院畜牧兽医行政管理部门应当制定国家动物疫病预防规划。

国务院畜牧兽医行政管理部门根据国内外动物疫情和保护养殖业生产及人体健康的需要，及时规定并公布动物疫病预防办法。

国家对严重危害养殖业生产和人体健康的动物疫病实

行计划免疫制度,实施强制免疫。实施强制免疫的动物疫病病种名录由国务院畜牧兽医行政管理部门规定并公布。

实施强制免疫以外的动物疫病预防,由县级以上地方人民政府畜牧兽医行政管理部门制定计划,报同级人民政府批准后实施。

第十二条 国家应当采取措施预防和扑灭严重危害养殖业生产和人体健康的动物疫病。

预防和扑灭动物疫病所需的药品、生物制品和有关物资,应当有适量的储备,并纳入国民经济和社会发展计划。

第十三条 动物防疫监督机构应当加强对动物疫病预防的宣传教育和技术指导、技术培训、咨询服务,并组织实施动物疫病免疫计划。

乡、民族乡、镇的动物防疫组织应当在动物防疫监督机构的指导下,组织做好动物疫病预防工作。

第十四条 饲养、经营动物和生产、经营动物产品的单位和个人,应当依照本法和国家有关规定做好动物疫病的计划免疫、预防工作,并接受动物防疫监督机构的监测、监督。

第十五条 动物饲养场应当及时扑灭动物疫病。种畜、种禽应当达到国家规定的健康合格标准。

第十六条 动物、动物产品的运载工具、垫料、包装物应当符合国务院畜牧兽医行政管理部门规定的动物防疫条件。

染疫动物及其排泄物、染疫动物的产品、病死或者死因不明的动物尸体,必须按照国务院畜牧兽医行政管理部门的有关规定处理,不得随意处置。

第十七条 保存、使用、运输动物源性致病微生物的,应当遵守国家规定的管理制度和操作规程。

因科研、教学、防疫等特殊需要,运输动物病料的,应当按照国家有关规定运输。

从事动物疫病科学研究的单位应当按照国家有关规定，对实验动物严格管理，防止动物疫病传播。

第十八条 禁止经营下列动物、动物产品：

（一）封锁疫区内与所发生动物疫病有关的；

（二）疫区内易感染的；

（三）依法应当检疫而未经检疫或者检疫不合格的；

（四）染疫的；

（五）病死或者死因不明的；

（六）其他不符合国家有关动物防疫规定的。

第三章　动物疫病的控制和扑灭

第十九条 国务院畜牧兽医行政管理部门统一管理并公布全国动物疫情，也可以根据需要授权省、自治区、直辖市人民政府畜牧兽医行政管理部门公布本行政区域内的动物疫情。

第二十条 任何单位或者个人发现患有疫病或者疑似疫病的动物，都应当及时向当地动物防疫监督机构报告，动物防疫监督机构应当迅速采取措施，并按照国家有关规定上报。

任何单位和个人不得瞒报、谎报、阻碍他人报告动物疫情。

第二十一条 发生一类动物疫病时，当地县级以上地方人民政府畜牧兽医行政管理部门应当立即派人到现场，划定疫点、疫区、受威胁区，采集病料，调查疫源，及时报请同级人民政府决定对疫区实行封锁，将疫情等情况逐级上报国务院畜牧兽医行政管理部门。

县级以上地方人民政府应当立即组织有关部门和单位采取隔离、扑杀、销毁、消毒、紧急免疫接种等强制性控制、扑灭措施，迅速扑灭疫病，并通报毗邻地区。

在封锁期间，禁止染疫和疑似染疫的动物、动物产品流出疫区，禁止非疫区的动物进入疫区，并根据扑灭动物疫病的需要对出入封锁区的人员、运输工具及有关物品采取消毒和其他限制性措施。

疫区范围涉及两个以上行政区域的，由有关行政区域共同的上一级人民政府决定对疫区实行封锁，或者由各有关行政区域的上一级人民政府共同决定对疫区实行封锁。

第二十二条 发生二类动物疫病时，当地县级以上地方人民政府畜牧兽医行政管理部门应当划定疫点、疫区、受威胁区。

县级以上地方人民政府应当根据需要组织有关部门和单位采取隔离、扑杀、销毁、消毒、紧急免疫接种、限制易感染的动物、动物产品及有关物品出入等控制、扑灭措施。

第二十三条 疫点、疫区、受威胁区和疫区封锁的解除，由原决定机关宣布。

第二十四条 发生三类动物疫病时，县级、乡级人民政府应当按照动物疫病预防计划和国务院畜牧兽医行政管理部门的有关规定，组织防治和净化。

第二十五条 二类、三类动物疫病呈暴发性流行时，依照本法第二十一条的规定办理。

第二十六条 为控制、扑灭重大动物疫情，动物防疫监督机构可以派人参加当地依法设立的现有检查站执行监督检查任务；必要时，经省、自治区、直辖市人民政府批准，可以设立临时性的动物防疫监督检查站，执行监督检查任务。

第二十七条 发生人畜共患疫病时,有关畜牧兽医行政管理部门应当与卫生行政部门及有关单位互相通报疫情。畜牧兽医行政管理部门、卫生行政部门及有关单位应当及时采取控制、扑灭措施。

第二十八条 疫区内有关单位和个人,应当遵守县级以上人民政府及其畜牧兽医行政管理部门依法作出的有关控制、扑灭动物疫病的规定。

第二十九条 发生动物疫情时,航空、铁路、公路、水路等运输部门应当优先运送控制、扑灭疫情的人员和有关物资,电信部门应当及时传递动物疫情报告。

第四章 动物和动物产品的检疫

第三十条 动物防疫监督机构按照国家标准和国务院畜牧兽医行政管理部门规定的行业标准、检疫管理办法和检疫对象,依法对动物、动物产品实施检疫。

第三十一条 动物防疫监督机构设动物检疫员具体实施动物、动物产品检疫。动物检疫员应当具有相应的专业技术,具体资格条件和资格证书颁发办法由国务院畜牧兽医行政管理部门规定。

县级以上畜牧兽医行政管理部门应当加强动物检疫员的培训、考核和管理。动物检疫员取得相应的资格证书后,方可上岗实施检疫。

动物检疫员应当按照检疫规程实施检疫,并对检疫结果负责。

第三十二条 国家对生猪等动物实行定点屠宰、集中检疫。

省、自治区、直辖市人民政府规定本行政区域内实行定点屠宰、集中检疫的动物种类和区域范围;具体屠宰场(点)由市(包括不设区的市)、县人民政府组织有关部门研究确定。

动物防疫监督机构对屠宰(点)屠宰的动物实行检疫并加盖动物防疫监督机构统一使用的验讫印章。国务院畜牧兽医行政管理部门、商品流通行政管理部门协商确定范围内的屠宰厂、肉类联合加工厂的屠宰检疫按照国务院的有关规定办理,并依法进行监督。

第三十三条 农民个人自宰自用生猪等动物的检疫,由省、自治区、直辖市人民政府制定管理办法。

第三十四条 动物防疫监督机构依法进行检疫,按照国务院财政、物价行政管理部门的规定收取检疫费用,不得加收其他费用,也不得重复收费。

第三十五条 动物防疫监督机构不得从事经营性活动。

第三十六条 国内异地引进种用动物及其精液、胚胎、种蛋的,应当先到当地动物防疫监督机构办理检疫审批手续并须检疫合格。

第三十七条 人工捕获的可能传播动物疫病的野生动物,须经捕获地或者接收地的动物防疫监督机构检疫合格,方可出售和运输。

第三十八条 经检疫合格的动物、动物产品,由动物防疫监督机构出具检疫证明,动物产品同时加盖或者加封动物防疫监督机构使用的验讫标志。

经检疫不合格的动物、动物产品,由货主在动物检疫员监督下作防疫消毒和其他无害化处理;无法作无害化处理的,予以销毁。

第三十九条 动物凭检疫证明出售、运输、参加展览、演出和比赛。动物产品凭检疫证明、验讫标志出售和运输。

第四十条　检疫证明不得转让、涂改、伪造。

检疫证明的格式和管理办法,由国务院畜牧兽医行政管理部门制定。

第五章　动物防疫监督

第四十一条　动物防疫监督机构依法对动物防疫工作进行监督。

动物防疫监督机构在执行监测、监督任务时,可以对动物、动物产品采样、留验、抽检,对没有检疫证明的动物、动物产品进行补检或者重检,对染疫或者疑似染疫的动物和染疫的动物产品进行隔离、封存和处理。

第四十二条　经铁路、公路、水路、航空运输动物、动物产品的,托运人必须提供检疫证明方可托运;承运人必须凭检疫证明方可承运。

动物防疫监督机构有权对动物、动物产品运输依法进行监督检查。

第四十三条　动物防疫监督工作人员执行监督检查任务时,应当出示证件,有关单位和个人应当给予支持、配合。

动物防疫监督机构及人员进行动物防疫监督检查,不得收取费用。

第四十四条　动物饲养场所、贮存场所、屠宰厂、肉类联合加工厂、其他定点屠宰场(点)和动物产品冷藏场所的工程的选址和设计,应当符合国务院畜牧兽医行政管理部门规定的动物防疫条件。

第四十五条　动物饲养场、屠宰厂、肉类联合加工厂和其他定点屠宰场(点)等单位,从事动物饲养、经营和动物产品生产、经营活动,应当符合国务院畜牧兽医行政管理部门规定的动物防疫条件,并接受动物防疫监督机构的监督检查。

从事动物诊疗活动,应当具有相应的专业技术人员,并取得畜牧兽医行政管理部门发放的动物诊疗许可证。

患有人畜共患传染病的人员不得直接从事动物诊疗以及动物饲养、经营和动物产品生产、经营活动。

第六章 法律责任

第四十六条 违反本法规定,有下列行为之一的,由动物防疫监督机构给予警告;拒不改正的,由动物防疫监督机构依法代作处理,处理所需费用由违法行为人承担:

(一)对饲养、经营的动物不按照动物疫病的强制免疫计划和国家有关规定及时进行免疫接种和消毒的;

(二)对动物、动物产品的运载工具、垫料、包装物不按照国家有关规定清洗消毒的;

(三)不按照国家有关规定处置染疫动物及其排泄物、染疫动物的产品、病死或者死因不明的动物尸体的。

第四十七条 违反本法第十七条规定,保存、使用、运输动物源性致病微生物或者运输动物病料的,由动物防疫监督机构给予警告,可以并处2 000元以下的罚款。

第四十八条 违反本法规定,经营下列动物、动物产品的,由动物防疫监督机构责令停止经营,立即采取有效措施收回已售出的动物、动物产品,没收违法所得和未售出的动物、动物产品;情节严重的,可以并处违法所得5倍以下的罚款:

(一)封锁疫区内的与所发生动物疫病有关的;

（二）疫区内易感染的；

（三）依法应当检疫而检疫不合格的；

（四）染疫的；

（五）病死或者死因不明的；

（六）其他不符合国家有关动物防疫规定的。

第四十九条 违反本法规定,经营依法应当检疫而没有检疫证明的动物、动物产品的,由动物防疫监督机构责令停止经营,没收违法所得;对未售出的动物、动物产品,依法补检,并依照本法第三十八条的规定办理。

第五十条 违反本法第四十二条规定,不执行凭检疫证明运输动物、动物产品规定的,由动物防疫监督机构给予警告,责令改正;情节严重的,可以对托运人和承运人分别处以运输费用3倍以下的罚款。

第五十一条 转让、涂改、伪造检疫证明的,由动物防疫监督机构没收违法所得,收缴检疫证明;转让、涂改检疫证明的,并处2 000元以上5 000元以下的罚款,违法所得超过5 000元的,并处违法所得1倍以上3倍以下的罚款;伪造检疫证明的,并处1万元以上3万元以下的罚款,违法所得超过3万元的,并处违法所得1倍以上3倍以下的罚款;构成犯罪的,依法追究刑事责任。

第五十二条 违反本法第四十五条第一款规定,从事动物饲养、经营和动物产品生产、经营活动的单位的动物防疫条件不符合规定的,由动物防疫监督机构给予警告、责令改正;拒不改正的,并处1万元以上3万元以下的罚款。

第五十三条 违反本法规定,单位瞒报、谎报或者阻碍他人报告动物疫情的,由动物防疫监督机构给予警告,并处2 000元以上5 000元以下的罚款;对负有直接责任的主管人员和其他直接责任人员,依法给予行政处分。

第五十四条　违反本法规定,逃避检疫,引起重大动物疫情,致使养殖业生产遭受重大损失或者严重危害人体健康的,依法追究刑事责任。

第五十五条　动物检疫员违反本法规定,对未经检疫或者检疫不合格的动物、动物产品出具检疫证明、加盖验讫印章的,由其所在单位或者上级主管机关给予记过或者撤销动物检疫员资格的处分;情节严重的,给予开除的处分。

因前款规定的违法行为给有关当事人造成损害的,由动物检疫员所在单位承担赔偿责任。

第五十六条　动物防疫监督工作人员滥用职权,玩忽职守,徇私舞弊,隐瞒和延误疫情报告,伪造检疫结果,构成犯罪的,依法追究刑事责任;尚不构成犯罪的,依法给予行政处分。

第五十七条　阻碍动物防疫监督工作人员依法执行职务,构成犯罪的,依法追究刑事责任;尚不构成犯罪的,依法给予治安管理处罚。

第七章　附　　则

第五十八条　本法自 1998 年 1 月 1 日起施行。